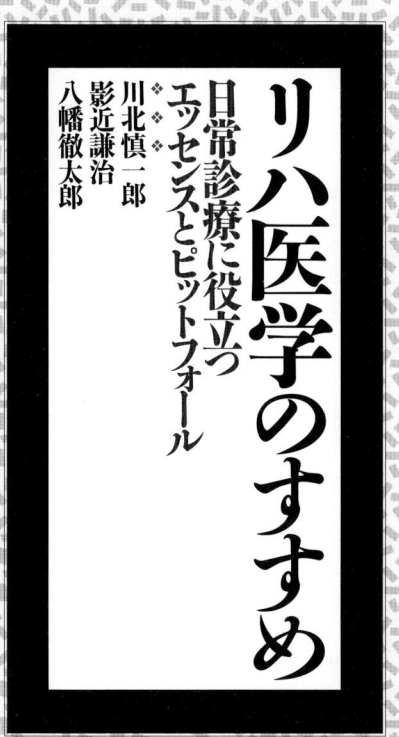

リハ医学のすすめ

日常診療に役立つエッセンスとピットフォール

川北慎一郎
影近謙治
八幡徹太郎

三輪書店

著者略歴

川北　慎一郎（かわきた　しんいちろう）

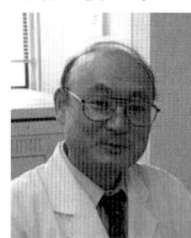

1980 年　大阪医科大学医学部卒業
　　　　　大阪医科大学附属病院脳神経外科
1990 年　暖生会病院脳神経外科部長
1993 年　金沢大学整形外科理学療法部登録医
1994 年　カリフォルニア大学デービス校リハビリ科
1995 年　恵寿総合病院リハビリテーション科科長
2008 年　恵寿総合病院副院長

日本リハ学会専門医・代議員・指導責任者，日本脳神経外科学会専門医，日本温泉気候物理医学会温泉療法医，日本医師会健康スポーツ医，義肢装具適合判定医
E-mail：reha@keijyu.co.jp

影近　謙治（かげちか　けんじ）

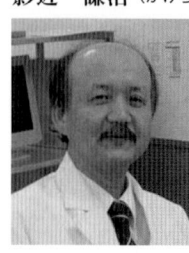

1986 年　金沢大学医学部卒業
1988 年　金沢大学医学部附属病院整形外科
　　　　　石川整肢学園小児整形外科
1990 年　スウェーデン王立カロリンスカ研究所臨床神経生理学部門
1992 年　金沢大学医学部附属病院理学療法部
2009 年　金沢医科大学リハビリテーション医学講座教授

日本リハ学会専門医・代議員・指導責任者，日本運動療法学会理事，日本義肢装具学会評議員
E-mail：kagetika@p1.coralnet.or.jp

八幡　徹太郎（やはた　てつたろう）

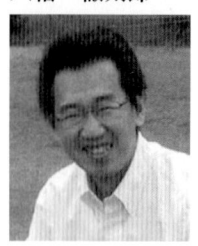

1992 年　金沢大学医学部卒業
　　　　　金沢大学医学部附属病院整形外科
1994 年　ノースカロライナ大学脳神経外科領域基礎研究部
1995 年　金沢大学医学部附属病院理学療法部
2003 年　金沢大学医学部附属病院理学療法部 助手
2010 年　金沢大学附属病院臨床教授・リハビリテーション部部長・整形外科講師

日本リハ学会専門医・指導責任者・専門医会幹事
E-mail：yahata@med.kanazawa-u.ac.jp

序

　新しい研修医制度が導入され，その後，問題点も明らかになり，制度の修正も始まっています．制度の良い・悪いは別にして，以前よりは確実に研修医の救急医療診療術や総合診療的診断術は進んでいると感じます．このような現状のなか，医師などにはリハビリテーション（以下，リハ）医療の必要性は理解されてきていますが，リハ医療自体への理解が進んでいるとは思えません．残念ながら，将来何科になっても役立つと思われるリハ医療的な患者の見方や診療術は，まだまだ十分に教育されておらず，リハ科専門医のもとで研修しようという研修医も依然少数の限られた人のみです．さらにリハ専門医もマンパワー不足から，多くの研修医などに来られても困るのが現状かもしれません．

　このような背景のなか，リハ科以外の専門医や研修医に「日常診療に役立つリハ医療」を伝えたいと考えて書いたのが本書です．したがって，本書は整った内容の教科書ではありません．3人のリハ科専門医が，普段の診療の中で実際に経験した例を想定しながら，伝えたいことを自由に綴ったものであり，内容には重複があり，偏りもみられます．また，主張には独断や偏見も多いかもしれません．そもそも本書は，リハ科以外の医師にリハマインドを伝えたいと考えて企画した本です．そのため，そのような不備がある点はお許しを願い，読み進めていただきたいと思います．また，高齢者・障害者の医療と保険・福祉に関わっている医師や理学療法士，作業療法士，言語聴覚士，看護師，介護福祉士などの方々にも，興味のある部分だけでも読んでいただき，少しでも参考になれば幸甚です．

　最後に，このアイデアを実現してくださった三輪書店に深謝いたします．

2013年10月

川北　慎一郎

目　次

第1章
リハビリテーションの理念と実際

1. リハビリテーションマインドを日常診療に　2
2. リハビリテーションをめぐる誤解　5
3. リハビリテーション医療の流れ　9
4. リハビリテーションとチーム医療　13
5. リハビリテーション診断学　16
6. リハビリテーション栄養　20
7. リハビリテーション関連診断書　26

第2章
障害とリハビリテーション医療の現状

1. 新しい障害分類　32
2. 脳・神経・脳血管障害とリハビリテーション　36
3. 高次脳機能障害とリハビリテーション　39
4. ニューロリハビリテーション　43
5. 痙縮とリハビリテーション　47
6. 運動器障害とリハビリテーション　54
7. 内部障害とリハビリテーション　56
8. 廃用症候群とリハビリテーション　58
9. 嚥下障害とリハビリテーション　62
10. がんとリハビリテーション　66
11. 介護予防とリハビリテーション　70

第3章
障害別リハビリテーション

A. 脳・神経・脳血管障害
1. 中枢性麻痺評価に徒手筋力検査は問題あり!? 74
2. 単麻痺患者の診断は慎重に 77
3. 顔面神経麻痺の誤った治療に注意 80
4. 高次脳機能障害の患者には退院後の支援を 84
5. 意欲低下患者に必要な鑑別とは 88
6. 視床症候群の失調には2種類が混在する 91
7. 麻痺側上肢の疼痛治療は包括的に 94
8. 長下肢装具の治療的意義 97
9. 短下肢装具は多種多様 100
10. 発症6カ月以降の麻痺の改善困難は本当か? 103
11. パーキンソン病患者に最適な歩行 107
12. 他人の手徴候にリハビリテーションは効果あり!? 110
13. クモ膜下出血でもリハゴール予測は可能!? 113

B. 運動器障害
1. 転倒骨折患者の隠れ脳卒中 119
2. 内科入院患者の隠れ大腿骨頸部骨折 122
3. 肩関節挙上困難で忘れてはいけない疾患 126
4. 80%以上を占める腰痛とは? 129
5. 変形性膝関節症に対する治療のコツ 133
6. 人工股関節置換術後のリスク管理 137

7. 交通外傷で見落とされやすい膝靱帯損傷 140
8. たかが杖，されど杖——関節リウマチ患者に適した杖は？ 144
9. 水中運動のリスクとベネフィット 148
10. 急激なADL悪化には短期入院による集中的リハビリテーションが有効 152
11. 対麻痺患者に対する歩行訓練の可能性 155
12. 転倒骨折の予防に必要なもの 159
13. 運動器障害患者への積極的な認知症治療 162

C. 内部障害・嚥下障害・その他

1. がんに対するリハビリテーションの意義 166
2. 認知症にリハビリテーションは有効!? 169
3. せん妄対策としてのリハビリテーション 172
4. 慢性閉塞性肺疾患へのリハビリテーション効果 176
5. 糖尿病の運動指導では筋トレも重要 180
6. 高度肥満患者に対する運動療法のコツ 184
7. 腹部ドレーン留置患者に運動療法を立案する際の留意点 187
8. 哺乳リハビリテーションとは 191
9. 嚥下外来でみる嚥下障害のない患者!? 194
10. 徒手筋力検査のあいまいさ 197
11. 脳卒中患者の胃瘻作成は，嚥下リハビリテーション後に 200
12. 廃用性の嚥下障害に潜む運動ニューロン疾患には注意 203
13. 人工呼吸器使用患者のコミュニケーション手段 207

14. 心臓ペースメーカー植込み術後早期の上肢運動は注意 213

15. 胸骨を縦切開する開胸心臓手術で留意すべきこと 216

付　録

1. 金沢医科大学病院におけるリハビリテーション 220
2. 金沢大学附属病院におけるリハビリテーション 224
3. 恵寿総合病院におけるリハビリテーション 228
4. 加賀能登 2 大学 1 施設連携一体型リハ科専門医師後期研修プログラム 232

索　引 235

第1章

リハビリテーションの理念と実際

1 リハビリテーションマインドを日常診療に

> ### エッセンス
>
> すべての医療関係者にとってリハビリテーション（以下，リハ）マインドは必要である．高齢患者の増加とともに，治療だけではなく，生活をケアする視点がすべての医師に必須となってきた．まさによくいわれる臓器だけでなく，人間全体をみることである．実際には患者一人ひとりの日常生活動作（ADL：Activities of Daily Living）やQOL（Quality of Life）を考えるマインドをもつことと要約されるが，それぞれの患者の権利や尊厳を守って医療を行うことは，必ずしも容易ではない．

筆者は，看護学校でリハ医療の講義を担当するようになって10年になる．第1回目の講義は，いつもリハマインド（リハ医療に大切な心の持ち方）について話すことにしている．これは，すべての医療関係者に必要なことであるのに，現状では必ずしも十分理解されていないと常々感じているからである．例えば，軽い認知症があり，やっとだが在宅でトイレ歩行などを自分でできていた高齢者が，なんらかの急性疾患で入院してくる．その後，疾患は治ったため退院を勧められるが，ベッド上でオムツをして寝たきりになってしまったとする．それをみた家族からリハへの依頼があり，診察してみると，全介助ではなく見守りでポータブルトイレに移ることができ，リハ後，少しだけなら歩行もできるようになった．この場合，そのリハの様子をみて，全介助で診察室に連れてきた看護師は驚くことが多い．つまり，看護場面にリハマインドが不足していたので

ある.

　医師もまたしかりである．命を助ける，病気を治すことが医療の使命であることは当然で，今も昔も変わりのないことである．しかし社会の高齢化により，疾病構造も変わり，治すことが不可能な病態も増えている．また，医学の進歩とともに専門知識は膨大になり，治療学が非常に細分化され，多くの専門職からなるチーム医療が必須となってきている．一方で，寝たきりの高齢者がどんどん増えており，「臓器別の専門治療だけでは，生活につながっていない」という重要な問題が明らかになってきた．つまり，単に救命する，病気を治癒させることから，安心できる地域生活を支えていくところまでに，医療の目的を見据え直す必要が生じている．そのため，すべての医師に臓器別専門治療から地域生活につなげていくリハ医療の重要性を認識することが求められていると考える．しかし，残念ながらリハ医学についての教育は，いまだ一部の医学部を除いて不十分な現状である．すべての医師に，少なくともリハマインドをもったチーム医療を行う努力をしてほしいと希望する．

　リハマインドの真髄は，「QOLを最大限にする方法を患者とともに考えることができること」と要約できるが，このQOLがまたやっかいである．ADLがQOLのわかりやすい客観的一要素であるので，疾患・臓器だけでなく，まず生活を重視して患者を丸ごとみることが求められる．これすらできていないことも多いが，さらにここからが単純ではない．それは，人の価値観や幸福感は千差万別だからである．患者の生活だけでなく，その背景つまり家族や仕事，住居，趣味，生きる目的などに対する感性が必要とされる．リハ医療の父であるハワード・A・ラスク（1901〜1989）がいった「リハを考えることは人生を考えることである」は，まさに至言である．さらに，頑張っている人に「頑張りすぎないようにね」と共感をもてる感性や，「雪が解けたら」と聞かれて「水になる」ではなく，「春が来て，花が咲く」と希望をもって一歩先をみる感性といった，さまざまな価値観を受け入れる心のしなやかさが重要だと最近考えるようになった．

　リハ医療は早期から障害を予防し，障害された機能を最大限に回

復させ，また障害された機能を的確に補うことによって，人々がいきいきとした生活を送れるように支援するために必須の医療である．確かにリハ科専門医，セラピスト，訓練室に恵まれれば，リハ医療は進めやすいと思われる．しかし，ほとんどの高齢者にとって治療が始まれば，並行して残存する機能障害への対応は不可避である．例えば，高齢者の急性期疾患治療による安静のために低下したADLに対するリハアプローチには，訓練室でのリハより，むしろ活発な生活を誘導する担当医師や看護師たちのリハマインドが決め手となる．つまり，診療所で患者の身体機能が低下しないように気配りを行い支援していくのも，リハ専門病院で訓練し在宅指導をしていくのも，患者にできるだけ人間として望ましい生活を願うというリハ医療の目的からいえば同じである．マインドがあれば，セラピストがいなくても，訓練室がなくても，診療所でも，病院でも，何科の医師であろうとリハ医療は可能である．

　リハとは，それぞれの人にとっての新しい可能性へのチャレンジであり，当然一人ひとりの目標や内容は違ってくる．リハという言葉の原点は，人間であることの権利や尊厳を守り，復権することであった．最近の種々の改革は，全体的な合理性を重んじ，期待できそうにないことは切り捨てかねないといった傾向にある．しかし，ADLの向上が期待できない人や自立できない人は，リハの対象外ではない．あとの項でも述べるが，寝たきりの人の介護にもリハマインドをもったリハ手法が必要とされることが多くある．つまり，リハマインドをもった対応は医療だけでなく，広く保健・介護・福祉活動においても基幹になるものである．

文　献

1) 林　泰(編)：日本医師会生涯教育シリーズ リハビリテーションマニュアル．日本医師会雑誌　**112**，1994

〔川北慎一郎〕

2 リハビリテーションをめぐる誤解

エッセンス

リハは，まだまだ誤解されていることが多い．機能回復訓練は「全人間的復権」を達成するための手段である．リハアプローチは，疾患の治療と並行して急性期病棟でも行われるべきであり，この際の看護師の役割は大きい．また，回復期リハは目標や期間を初めに設定すべきであり，この場合，ADL向上は重要だが，絶対ではない．投薬治療においては，リハゴールに影響を与えることも多いので注意が必要である．

リハという言葉は広く普及しているが，同時に非常に誤解されていることが多い．これは新しい考えが加わったわけではなく，本来の考え方が理解されていないためである．アメリカで始まったリハ医学が日本という異なった地で十分に教育されず，変質した結果ともいえる．これらについて誤解を解き，リハを本来の姿に戻すには，医師や看護師などの意識改革が必要である．そこで，具体的に誤解と考える事柄について以下に説明する．

■ リハとは機能回復のための訓練であるという誤解

rehabilitationとはre（再び），habilis（適した，ふさわしい），-ation（～にすること）であって，人間が人間にとってふさわしく（望ましく）ない状態におかれた時に，それを再び人間にふさわしい状態に戻すことを意味する．すなわち，本来の意味は「権利・資格・名誉の回復」で，医学で用いられた場合も，障害をもった人が「人

間らしく生きる権利の回復」「全人間的復権」が真の意味である．したがって機能回復訓練は，その目的を達成するための多数の手段の一つにすぎないのである．

■ リハは状態が安定してから開始するという誤解

ADL の自立はリハの大きな目標ではあるが，訓練室で単に機能障害を改善するための訓練を行うだけでは，ADL の自立につながりにくい．訓練室での「できる ADL」のレベルを上げるだけでなく，病棟という生活の場での「している ADL」の自立を目指すことが大切である．そのためには，病棟の看護師とリハスタッフの連携が重要である．例えば，急性疾患の病状が安定しても，病棟で不要に安静がとられた場合，それにより活動やリハ開始が遅れれば遅れるほど廃用症候群が進み，その後の ADL 自立が困難になるといった状態に陥る．そこで，できるだけ早期から主治医やリハ科専門医とも連携し，病棟での活動量を上げなければならない．

■ リハ医療はセラピストのみが行うものであるという誤解

リハ医療はチーム医療が必須であり，セラピストはもちろん，実は医師と看護師が果たす役割は非常に大きい．リハ科専門医はリハ部門の中で最初に患者を診察し，疾患と障害を総合的に判断して，個々の患者について個別的なリハの基本方針を立てる．必要に応じてカンファレンスを開催し，明確なゴール設定を行う．そして，このゴールをチーム共通の目標としてチームで共有することが重要である．一方で，入院生活の場である病棟での ADL 自立を目指すために，医師や看護師にもチームの一員として疾患管理だけでなくADL 訓練やリハゴールを認識してもらうことが大切である．

■ リハは長期に行うほどよいという誤解

それぞれの障害に対するリハはゴール設定が必要だが，これにはそのゴールを達成するまでの期間も含まれる．入院して行うべきリハ治療期間は，障害像や環境因子などにより，一人ひとり違う．人

によっては，できるだけ早期に外来的なリハに移行するのがよい人もいれば，訪問リハが好ましい人もいるということを理解する必要がある．

■ 機能回復しなければ ADL は向上せず，ADL が向上しなければ社会的自立はないという誤解

リハアプローチには，機能障害を直接よくしようとする「治療的アプローチ」と活動制限に直接働きかける「代償的アプローチ」がある．例えば，健常な手足を使用して，これまでとは違った方法を学習し，種々の機器（杖，車いすなど）で失った機能を補い，活動を向上させることも可能である．また ADL が自立できなくても，車いすやパソコンを使用して非常に有益な社会生活を送っている重度障害者も少なくない．この際，家屋改造にとどまらず，社会への「環境調整アプローチ」が行われることもある．このようにリハの最終目的である QOL の向上には，必ずしも ADL の向上は絶対ではないことがわかる．

■ リハ医療では薬を使うことはないという誤解

疾患の予防のための継続した投薬治療以外は，リハ医療そのものの実施のために投薬することはないと誤解されている．脳卒中急性期の患者の半数には，うつ傾向がみられ，積極的な投薬治療が望ましいと考えられている．もちろん ADL の向上や障害の受容が進むにつれ，うつ傾向は軽減することが多いが，早期に適切な抗うつ薬を投与することで，痛みの悪循環に陥らず，重要な時期のリハ時間を短縮しなくてすむことが多くある．抗うつ薬以外にも，リハを進めるうえでは疼痛に対する薬物治療も積極的に行うべきである．また，ADL 訓練中に意欲低下がみられた時には，積極的にうつだけでなくアパシー（apathy）の評価も行い，画像からもアパシーと診断された時には，アマンタジン塩酸塩などを積極的に投与すべきである．投薬を契機に摂食・嚥下機能が著明に改善する例も多い．さらにリハ開始前から投与されていた身体機能を低下させる薬剤の継続も，ADL 向上や包括的な QOL 向上の視点で見直すこともしばしば

ある.

■ がん患者や重症患者にはリハ適応はないという誤解

　別に詳しく説明するが，ADL向上が望めない緩和ケア中のがん患者にリハを行うとQOLが向上し，非常に感謝されることが多い．また，重症患者であっても可能な範囲でリスク管理を行い，リハが関わることで廃用症候群が最小限となり，その後のADL向上に役立つことも多い．

文　献
1) 上田　敏：リハビリテーション医学の世界. 三輪書店, 1992

〔川北慎一郎〕

3 リハビリテーション医療の流れ

> **エッセンス**
>
> リハ医療は，2000年ごろから急性期・回復期・維持期（生活期）という役割の分化を意識して取り組まれてきた．しかし，急性期リハでは特に公立病院で，いまだ絶対量の拡充が遅れている．また，回復期リハでは量的には充実しつつあるが，その地域格差や内容の格差が問題となっている．そして維持期リハは介護保険でのサービスが中心となりつつあるが，報酬制度上の遅れから今後最も充実が必要であり，回復期ともさらなる連携が求められるステージである．

現在の医療・介護において，医療機能の分化と連携，医療と介護の連携，そして医療と介護の質の確保が大きなポイントとされている．医療全体の機能分化（急性期，亜急性期，慢性期）に先駆けて，リハではすでに急性期，回復期，維持期と役割の分化がなされている．これは2000年の診療報酬改定における「回復期リハ病棟入院料」の制度化と介護保険制度導入によると思われる．その後，役割分担が明確になることにより，地域連携も脳卒中などいくつかの疾患で，地域ごとに進められている．

急性期リハとは，急性期医療を核とした急性期病院における急性期疾患のリハ医療である．急性期病院における課題は在院日数の短縮であることから，その内容は疾病の治療や合併症のコントロールと並行して発症早期から開始されるリハを意味し，特に臥床による廃用症候群の予防を目的とした早期離床および早期リハ開始が最大

の課題である．最近では，早期からの呼吸リハや嚥下リハなど，感染や栄養管理へのリハ的関与も重視されるようになった．

回復期リハとは，亜急性期を担う回復期リハ病棟を中心としたリハ医療であり，集中的リハ医療サービスにより機能回復およびADL向上，家庭復帰を目指す医療である．近年，脳科学の進歩を受け，特に脳卒中の機能回復に対しては従来以上に重要視され，アプローチされるようになっている．

維持期リハとは慢性期医療におけるリハであり，在宅では外来通院リハ，通所リハ，訪問リハ，短期入所リハなどがある．また，入院（療養病床など）および入所（老人保健施設など）による生活機能の維持・向上を目指すリハのことを意味する．なお最近，維持期を（社会）生活期などへ呼び方を変更しようという意見もある．

2006年の医療報酬と介護報酬の同時改定で，急性期・回復期は医療保険，維持期は介護保険と整理された．それぞれの役割を単純化すれば，重なりはあるが，急性疾患の診断治療は急性期の役割，機能やADL障害の向上が回復期の役割，生活機能の再建・向上が維持期の役割といえる．それぞれのステージのキーワードは，疾病・障害・生活であり，その連結部分において的確な情報の伝達が求められ，そのことが地域連携を進める要となる．

各ステージにおける課題もしだいに明確になってきている．急性期リハにおいては，依然，早期離床の不徹底，リハ科専門医を含むリハスタッフの人員不足などが指摘されている．回復期リハにおいては，回復期リハ病棟の量の充実とともに，そのストラクチャーやプロセスなどの質の格差がアウトカムの差に反映することが明確になった．つまり，配置人員不足・訓練量不足の回復期病棟では，一定期間でのADL訓練が十分でないことが指摘されている．このように回復期リハ病棟は質の問題，地域格差の問題も生じているが，順調に増え全国で1,000病院を超えて6万床となり，人口10万人あたり50床の初期目標に達しようとしている．まさにリハ医療の中心を担う存在となってきた．今後，在宅・維持期リハの充実とともに，外来通院リハと通所リハの整理や，必要時に回復期リハ病棟を有効に利用できる新しい仕組みづくりが求められる．そして必要

3 リハビリテーション医療の流れ

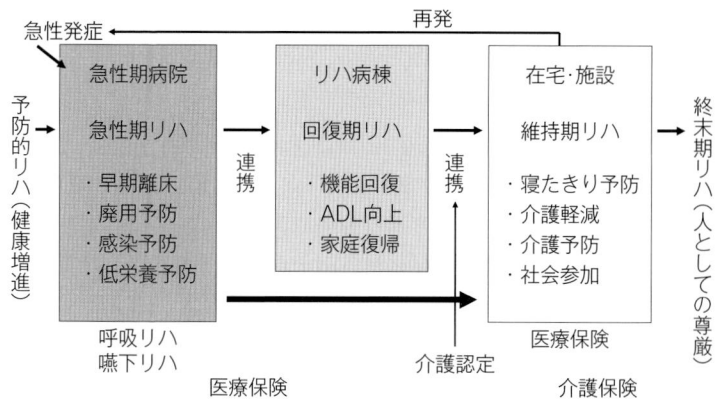

図1 リハビリテーションの流れの中での連携(適時,適切なリハサービスの継続的提供)(文献1)より改変引用)

なリハを必要な時,必要なだけ受けられるようなシステムを構築するようさらなる医療や介護制度の改革が必要と考える.維持期においては,訪問リハに代表される全体的な人員,量の不足と個別的なリハ計画や対応の不足などが指摘されている.維持期へ移行する前に,必要十分な回復期リハを提供されなかったため,介護が必要となった例や,維持期リハ中の急激な ADL 低下に対して,必要な回復期リハの機会が得られない例もしばしば見受けられる.高齢者ではすべてのステージにおいて,生活支援のケアプランに先行して自立支援のためのリハサービスが提供されるべきであり,今後取り組むべき課題である(**図1**).

維持期では ADL 回復の見込みがなくなった障害者や高齢者,認知症患者,がん末期患者などへのリハ医療は打ち切られる傾向にある.これに対して,最後の姿が人間らしくあるためにもリハの技術・手法が必要であると主張するリハ医療関係者も増えており,これが「終末期リハ」という考え方である.「終末期リハ」とは「加齢や障害のために自立が期待できず,自分の力で身の保全をなしえない人々に対して,最後まで人間らしくあるように医療・看護・介護とともに行うリハ活動」と定義される.具体的には,完全を求めない清潔保持,苦痛解除,拘縮予防,呼吸安静,経口摂取,排泄確保や

家族へのケアなどへのリハアプローチを指している．これらはまさにケアや介護との接点となることも多く，リハスタッフとケアスタッフとの連携もアプローチの本質であり大切である．がん末期の患者や，認知症患者にもリハはしばしば大きな意義をもつことがある．それは，リハにより自立度が維持・向上する場合だけではない．人は痛みがあり，自分のことが自分でできなくなると「こんな自分は，生きていても無意味で無価値なので早く死にたい」と感じるそうである．この心の痛みはスピリチュアルペインといわれ，リハがこの痛みを癒すことにしばしば役立つことがあるといわれる．この時のリハは結果が重要なのではなく，行うことに意義があると思われる．また，認知症になったとしても一つの人格として扱われ，可能な限りの自由が尊重されなければならないと考える．筆者は，リハを通じて認知症の人たちの心と向き合うことにより，人としての尊厳を保つことになると実感している．

文　献

1) 日本リハビリテーション病院・施設協会（編）：高齢者リハビリテーション医療のグランドデザイン．青海社，2008
2) 大田仁史：地域リハビリテーション原論．医歯薬出版，2001

〔川北慎一郎〕

4 リハビリテーションとチーム医療

エッセンス

リハ医療では他の医療と同様か，それ以上にチーム医療が必要とされる．しかもそのチーム医療は，従来のチーム医療より一歩進化したチーム医療でなければならない．つまり，各職種が専門的視点で分担・協業する multidisciplinary team から，より職種間の情報・目標・行動・結果に重なりと移行をもった interdisciplinary team や transdisciplinary team が求められる．またリハでは医療従事者だけでなく，家族や患者本人もチームの一員として捉えるべきである．

　内科や外科では，一般的に医師と看護師の2職種で医療がなされることが多い．しかし，リハ医療では疾患の治療に加えて身体や言語・認知機能に障害をもつ患者を対象とする．そのため医師（Dr），看護師（Ns）以外に理学療法士（PT），作業療法士（OT），言語聴覚士（ST），医療ソーシャルワーカー（MSW），臨床心理士（CP），義肢装具士（PO），管理栄養士，薬剤師，歯科医師，歯科衛生士など種々の職種が関わる．チーム医療とは，ただ単に多くの専門職が一人の患者に対して個々の立場だけでアプローチするのではなく，各スタッフが互いの情報を共有し，同じ目標に向かってアプローチすることを意味する．そのためにはカンファレンスを開催し，その決定事項に沿ってアプローチする必要がある．リハカンファレンスでは，スタッフが一同に集合し，お互いがもつ患者情報を提供し合い共有する．そのうえでリハアプローチを行うにあたっての問題点や，

それを踏まえたリハの治療方針・予後・目標（ゴール）設定・期間につき話し合い，共通の目標が確認される．

　よきチーム医療とは，単に多くの職種がそろっていることではない．リハ医療においては，リハ医学・リハ医療に精通したリハ科専門医をチームリーダーとして，適切にリハゴールとプログラムなどが決定されることが必要とされる．障害面からみての疾患管理や，従来の安静第一の医療をいかに打破するかも，リハ科専門医の責任である．またリハ科専門医にはチームのそれぞれの専門職がもてる技術を適切かつ効率よく提供できるよう配慮するコーディネーター的な役割も必要であるといえる．この際には互いの専門性を理解し合い，リハ科専門医からの一方的な指示で運用されないチーム関係が大切である．そこでは各職種が専門的視点に立って協業する multidisciplinary team としてのチームのあり方が求められる．このチームの形態は主に急性期医療で採用され，その結果責任は医師にあるとされる．一方，リハが急性期から回復期へと移行した時には，チームの形態が少し進化することが望ましい．チームの中心には患者や家族がいることには変わりないが，それぞれの職種はより他職種の専門性や能力を理解し，信頼・尊重したうえで情報を交換し，設定された目標に関わるとともに，自らチームとして結果に責任を負う interdisciplinary team というあり方が求められる．さらに維持期リハの現場においてチームの一員は，職種を超えて専門的な役割を果たしあう transdisciplinary team であることも求められるかもしれない[1]（**図 1**）．

　ところでいかに充実したリハ訓練を行おうと，リハ患者の病院での生活の主体は病棟にある．訓練室での「できる ADL」と病棟での「している ADL」を近づけ，どのように病棟で活動するかは，しばしばリハ治療成功の鍵となる．したがって，よいチームをつくる基盤となるのはやはり看護師であると考える．高齢者では安静により廃用症候群は容易に進行し，寝たきりがつくられやすい．このつくられた障害の予防には病棟生活での不必要な安静を防ぎ，「生活全体の活性化」を図る看護師の役割が大きい．しかし，それはあくまでリハチームの一員として協業の中で発揮される役割であり，常に

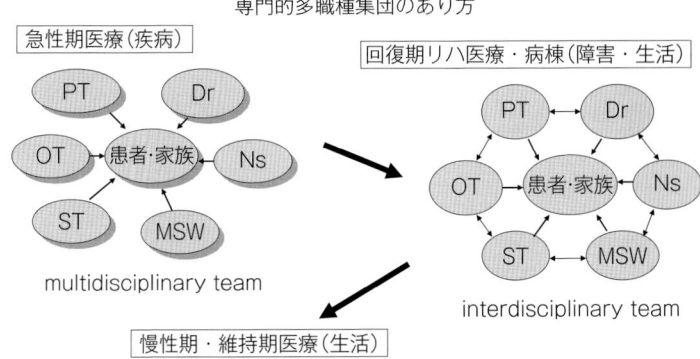
図1　チームアプローチと連携（文献1）より改変引用）

多職種との緊密な協力のもとで行われるものでなければならない．

さらにリハチームとしての家族への指導も重要である．家族の指導は単に退院後の介助指導や能力維持のためだけではなく，障害や活動が改善しつつある回復期リハ中の患者家族にもしばしば必要で，有効である．各時期での障害による活動制限や，リハゴールへの進捗状況，日常活動での具体的なリスク状況を知ってもらい，リハプログラムで説明したことを理解してもらうことにもなる．さらに家族の関わりは，しばしば患者の精神的な安定に役立ち，できるADLの耐久性や安定性向上にもつながる．そのためには現状のできるADL，しているADLについて看護師やリハスタッフ，家族の間で十分な意思疎通をとり，不適切な自主訓練や介助をしないよう指導して，協力してもらうことが大切であると考える．

文　献

1) Kresevic D, et al：Interdisciplinary care. *Clin Geriatr Med* **14**：787-798, 1998

〔川北慎一郎〕

5 リハビリテーション診断学

> **エッセンス**
>
> リハ医療には独自の診断学が存在する．リハ医学の対象は「障害」であり，それは往々にして複数の疾患や要因により複雑な内容となっているからである．そのため主疾患に対してリハの視点だけで患者をみるのではなく，すべての患者を少なくとも内科学的・神経学的・整形外科学的な3つの側面からみなければならない．そして，診察後にはリハ処方だけでなくADLを中心としたゴール設定が必要とされる奥深い診断学である．

　リハ科に送られる患者は，すでに他科医師により診断がつけられていると思われがちだが，決してそうではない．リハ医学には独特の評価法もあり，リハ開始時には必ずリハ的診察が行われることが望ましい．リハ医学の対象は「障害」である．これは単一「疾患」によって生じていることは少なく，しばしば複数の疾患・要因により複雑な内容をもっている．脳卒中による運動障害を例にとると，片麻痺だけではなく，感覚障害（特に深部感覚障害），痙縮，痛み，高次脳機能障害（失語，失行，半側空間無視，注意障害，記憶障害など）の影響を受ける．再発脳卒中であれば，それらはより複雑となる．さらに関節疾患などの整形疾患，心疾患，肺疾患，代謝疾患などの内科疾患の既往や合併症による影響も大きい．そしてこれらの多要因が，すでに存在する廃用症候群の程度や対策にも関わってくる．このように脳卒中の運動障害による活動を評価するにも，多因子を分析し総括的な評価を行わなければ，的確なゴール設定，リ

ハ治療の方針は立てられない．ここにリハ診断学の醍醐味があるともいえる．

　リハ診断学には神経学，整形外科学，内科学，老年学，精神医学などの広い知識が必要とされる．一人のリハ科専門医がすべての科をマスターできるわけがない．必要なのはすべての科をマスターするということではなく，広い視点で疾患を障害・活動・参加の面から評価・診察し，リハスタッフへ問題点や目標を提起することである．リハはチーム医療であるからといって，医学的評価以外の機能的評価や心理的・社会的評価をすべてリハスタッフに任せることは，リハ科専門医としてあるべき姿ではないと考える．あくまでリハ科専門医は一人ひとりの患者の医学的・機能的・心理的・社会的問題を把握すべきである．

　特にリハ診断学の他科にはない特徴の一つは，健常部分の評価である．代償的なアプローチには，健常や残存部分の機能が重要となるからである．また，心理的な状態は時期により変化するが，活動へのアプローチの成功には重要な因子であり，家族の協力や薬剤を利用してでも積極的に取り組むべきである場合もしばしばみられる．

　病歴は診断にとってきわめて重要であることはリハ医学でも同じだが，いくつか独自の特徴もある．主訴は「片麻痺」「歩行障害」などが一般的になるが，家族の「一人で排泄してほしい」とか，若年者の「今の仕事に復帰したい」なども参考として記載することが望ましい．

　現病歴では疾患についてだけでなく，発症前の運動能力や生活能力を詳細に確認することが重要である．高齢者では既往歴があることは普通だが，すでに介護保険サービスを利用していることも多いので，これらの情報は役に立つ（しばしば医療ソーシャルワーカーからの情報収集が必要となる）．すでに廃用がある時，その廃用が今回の疾患発症前にどの程度存在したかを考察することは，ゴール設定で大切となる．そのために入院後の症状変化はもとより，安静期間，活動状況，環境設定なども確認する必要がある．既往歴では，特に活動に関係する疾患は抜けていないか確認する．そして，家族

歴ではリハ的な視点から患者が家族に及ぼす影響を考えて情報を収集すべきである．また介護が必要になると予想される時は，家族の健康状態の確認も必要になる．社会歴では，職業名ではなく具体的な仕事の内容を確認しないとリハでは役に立たない．この際，肉体的負荷や知的負荷に分けて内容を聞ければなおよい．

　リハにおける身体所見（理学所見）の診察は，初めに述べたように患者を少なくとも，神経学的・整形外科学的・内科学的な3つの側面からみるべきである．つまり，神経疾患患者をみる際は，骨関節所見や心肺，内臓所見も確認する必要がある．同様に整形外科疾患患者には，神経学的所見（認知機能を含む）や内科疾患の確認が必要になる．このように神経・整形外科疾患患者に運動療法を行ううえでは，内科疾患の分析が必要となり，内科疾患入院患者のリハを行うには，神経疾患や整形外科疾患の分析も重要となる．

　関節可動域検査は必要な部位のみを行えばよい．筋力テストは主に下肢で行われるが，体幹の筋力評価は重要な情報となるので必須である．下肢の筋力は中枢性麻痺である場合は量ではなく，質の変化のステージ〔ブルンストロームステージ（Brs：Brunnstrom stage）など〕を必ず評価すべきである．また，患側下肢に廃用性筋力低下がどの程度あるか（普通にある）という視点から，健側下肢をみることも求められる．失行検査では症候の分類は重要ではなく，ADLにどのように影響するかという観察をすべきである．したがって，観念失行や観念運動失行よりは道具の使用失行や身振り失行という表現がわかりやすい．失調は歩行訓練やADLに大きな影響を与えるが，小脳性か深部感覚性かを鑑別することは，活動時に視覚的フィードバックが役立つかどうかという点で重要な意味がある．例えばADLに影響する重要な症状として，右片麻痺では失語や失行が，左片麻痺では左半側空間無視が最も多くみられる．この時，その程度とともに左半側身体無視の程度も評価すべきである．そのほか認知症だけでなく注意障害や記憶障害などがあると，歩行やADLは自立しても，家事や運転などのIADL（Instrumental ADL）が制限されることも多い．これらの高次脳機能についても，詳細なルーチン評価の前に，おおまかな程度を認識することが大切である．

このように個別の症候をみた後，それら全体の結果としての「基本的な動作」，すなわち背面を自由とした座位バランスや，経口摂取および尿意のコントロールなどの基本的 ADL を確認する．まさにこれらの状況が ADL 自立や歩行自立などの総合的なゴールを設定する決め手となることが多い．必ずゴール設定をして，リハを進めることが望ましいリハ治療のあり方である．

　リハ医学には特有のリハ診断学があることを述べた．リハ診断学はリハ医学の中でも他医学にはない評価方法を用い，そこには奥深さとおもしろさを感じる．

文　献

1) 三好正堂：私の「リハビリテーション診断学」．臨床リハ　**3**：683-690, 1994

〔川北慎一郎〕

6 リハビリテーション栄養

> ### エッセンス
> 一般に，治療侵襲の影響は高齢であるほど大きく現れる．それは低栄養あるいは廃用という形で現れる．近年，患者の高齢化が進むとともにこれらの問題がますますクローズアップされるようになり，栄養サポートとリハを組み合わせる治療対策が注目を浴びるようになった．リハ栄養とは，障害者や高齢者の機能・活動・参加を最大限発揮できるようリハ評価する際に，栄養状態も同時に評価して，必要な栄養管理を行いつつリハを施行することを意味する．

身体活動の向上には，筋力をはじめとした運動機能の向上が必須であり，運動療法はその中心的役割を果たす．一方，筋量ならびに筋力や運動機能が低下する代表的な病態をサルコペニア（sarcopenia）と呼ぶ．サルコペニアは，加齢性のものと疾患などによる二次性のものに分類され（**表1**），リハの対象となる疾患の大半で考慮されるべき病態であると考えられる．このような筋タンパク質の代謝バランスが崩れた病態では，いかにタンパク同化作用を促進し，タンパク異化作用を抑えるかが鍵となる．したがって，介入の際は不用意な運動負荷を避け，病態の悪化を招かぬよう適切な栄養評価と管理のもとで運動療法を施行する．栄養評価を行わずにレジスタンストレーニング（resistance training）や持久力増強訓練を実施すると，低栄養のために逆効果となる可能性もある．もし，栄養状態が将来的に悪化すると予測される場合には，機能維持を目標としたリハの

表1　サルコペニアの要因別分類

・加齢性サルコペニア（原発性）
・二次性サルコペニア
　　活動低下：長期臥床やベッド上の生活，廃用症候群，脱重
　　　　　　　力状態
　　疾病：心臓・肺・肝臓・腎臓・脳などの臓器疾患の進行，
　　　　　炎症性疾患，腫瘍，内分泌疾患
　　栄養不良：不適切なエネルギー・タンパク摂取
　　　　　　　胃腸疾患，食思を引き起こす薬剤使用

みが実施されるべきである．このように「栄養はリハのバイタルサイン」「栄養ケアなくしてリハなし」といえ，リハ施行の際は栄養アセスメントが必須となる．アセスメントのポイントは，①栄養障害を認めるか，原因は何かを評価する，②サルコペニアを認めるか，原因は何かを評価する，③摂食・嚥下障害を認めるかを評価する，④現在の栄養管理は適切か，今後の栄養状態はどうなりそうか判断する，⑤機能改善を目標としたリハを実施できる栄養状態か評価する，の5つとされる[1]．

当院でも高齢の急性期脳卒中患者に入院時の栄養状態〔BMI，血清アルブミン値（Alb）〕とリハ開始時のADL，および回復期リハ後の退院時のADLの変化〔機能的自立度評価表（FIM：Functional Independence Measure）利得；入院時と退院時のFIMの差〕の関係を検討したところ，低栄養とADL利得に有意な相関がみられた．また低栄養であった患者では，入院中の合併症頻度も有意に高率にみられた（表2，3，図1）．脳卒中では麻痺性の嚥下障害も高頻度にみられるが，回復期リハ中には嚥下リハを行うとともに栄養サポートチームと協力して栄養管理を行い，栄養状態に応じた負荷量でリハアプローチを進めることが大切であると考える．

しかし，「AlbがADLの回復が悪いは正しいか？」といわれると必ずしもそう単純ではない．急性疾患による廃用に伴ってADLが低下した患者では，ADL回復の様相は千差万別であるが，栄養状態の良し悪しはその影響因子の一つにすぎないと考えられる．八幡は早期リハを行った65歳以上の廃用症候群患者（罹患前の

表2 BMIとADLの関連

対象	・104名（平均年齢74.2±13.5歳） ・男性49名　女性55名		
方法	・入院時BMI　①やせ群（＜21.0） 　　　　　　　②標準以上群（≧21.0）で分類 ・2群のFIM利得を比較 ・開始時のFIMは2群とも50〜70		
	①やせ （26名）	②標準以上 （78名）	p Value ① vs ②
開始時	60.7±5.9	60.2±6.1	—
終了時	93.2±17.1	98.0±1.8	—
FIM利得	32.5±15.8	37.9±16.9	n.s

Student t-test

表3 Alb値とADLの関連

対象	・82名（平均年齢75.9±11.0歳） ・男性37名　女性45名		
方法	・入院時Alb値　①低Alb値群（＜4.0） 　　　　　　　②標準群（≧4.0）で分類 ・2群のFIM利得を比較 ・開始時のFIMは2群とも50〜70		
	①低Alb値群 （27名）	②標準群 （57名）	p Value ① vs ②
開始時	60.8±6.3	60.0±5.7	—
終了時	90.5±17.0	98.7±19.6	—
FIM利得	29.7±15.2	38.7±18.5	＊

Student t-test　＊：$p<0.05$

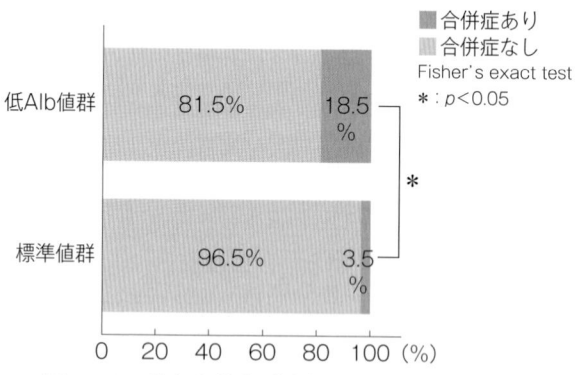

図1　Alb値と合併症（肺炎・尿路感染・胆嚢炎）

表4 リハ開始時のAlb値

Alb (dl/g)	人数
<2.4	11
2.5～2.9	21
3.0～3.9	17
>4.0	0

表5 リハ開始1週間におけるBI改善状況

BI	リハ開始時（人数）	1週間後（人数）
0～25点	0	0
30～55点	24	9
60～80点	25	28
85～100点	0	12

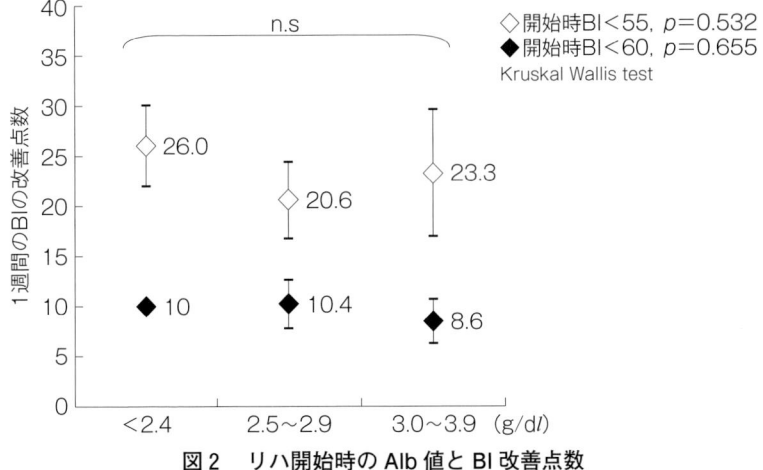

図2 リハ開始時のAlb値とBI改善点数

ADLは自立）について，リハ開始時のAlb値とリハ開始から1週間後のADLとの関連性を分析し，廃用症候群患者の1週間後のADL改善の良し悪しをリハ開始時のAlb値で予測できるかを検討した．対象者は年齢層67～92歳（平均79.2歳）の49例（男性17例，女性32例）で，廃用症候群の誘引となった急性疾患は，消化管疾患，呼吸不全（主に肺炎），心不全，腎不全，肝胆膵疾患であった．リハ開始時のAlb値を**表4**に，リハ開始1週間でのBarthel Index（BI）の改善状況を**表5**に示した．なお，リハ開始1週間におけるBI改善度には，年齢・性別・疾患群による差異はなかった．

その結果，リハ開始時のAlb値とリハ開始1週間でのBI改善点数との間には関連性がみられなかった．**図2**は，リハ開始時BIを低得点群（30～55点，24例）と高得点群（60～80点，25例）に分

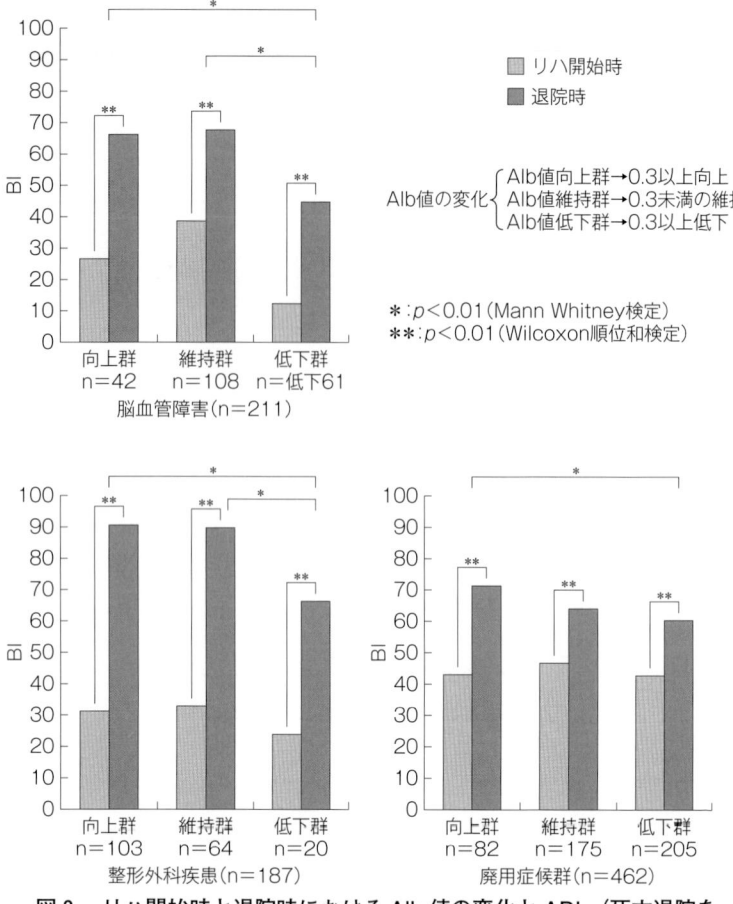

図3 リハ開始時と退院時におけるAlb値の変化とADL（死亡退院を除く）（文献3）より引用）

3群ともにAlb値が向上する群でBIが有意に改善している．

けて分析した結果を示してある．リハ開始時のAlb値が低いからといって，リハによるADLの改善効果が低いわけではないことが示唆された．

本分析結果が示すピットフォールには，Alb値のほかに「ADL」があげられる．ADLとは，体力的要素（持久力や筋力など）で左右される部分も当然あるが，技能的要素や認知・精神機能に左右され

る部分も大きい．したがって，ADL の改善には栄養状態に左右されない要素も多く寄与していることが考えられる．体力が低いままであっても，認知面が正常で意欲があり，学習によりスキルが得られれば，短期間で目にみえるような ADL 向上も十分にありうることが推察された．

　本分析は長期的なものでないが，リハ開始 1 週間における BI 変化に対し Alb 値は無関係であることは示せた．Alb 値というたった一つの栄養指標の高低だけで，ADL 改善の良し悪しを語るのは短絡的である．前述のとおり，Alb 値は数ある栄養指標の一つにすぎない．Alb 値だけで栄養のすべてを語るのも誤った考え方である．栄養状態と ADL の関係については，たいへん関心のあるところである．その追究においては，数ある栄養指標を動員した分析が望ましく，また ADL については各項目の特色（体力，認知精神，技能）を考慮すべきだと考える[2]．

　なお，稲川[3]は Alb 値の絶対値そのものではなく，リハを開始してからの Alb 値の変化値が ADL の変化と有意な関係にあったことを示している．そして，急性期病院での低栄養は基礎疾患の重症度を反映し，栄養状態が改善するような患者においてリハ効果がより高まるのではないかと考察しているのも興味深い（**図 3**）．

文　献

1) 若林秀隆：リハビリテーション栄養ハンドブック．医歯薬出版，2010
2) 八幡徹太郎：デコンディション症例における体力・体組成・栄養状態の変化と運動療法の意義．科学研究費補助金研究成果報告書，2009
3) 稲川利光：急性期リハビリテーションにおける栄養評価と管理．臨床リハ **20**：1009-1018, 2011

〔川北慎一郎・八幡徹太郎〕

7 リハビリテーション関連診断書

> **エッセンス**
>
> 日常診療では多数の診断書の記載を依頼されるが，その中でもリハ関連診断書の書き方のポイントとして，身体障害者診断書・意見書（特に脳卒中を中心に）と介護保険認定のための主治医意見書の記載について不適正と思われる点や書き方の要点を述べる．

■ 身体障害者診断書・意見書（脳卒中を中心に）

　障害を認定するのは都道府県知事であり，医師ではない．しかし等級についての決められた基準があるので，基準事項に従って等級を決めることが大切である．運動器疾患では関節の機能障害の基準，例えば上肢の肩関節・肘関節・手関節，および下肢の膝関節・股関節の全廃4級とは関節可動域が10°以下または徒手筋力検査（MMT：Manual Muscle Testing）2以下および人工関節であり，著しい障害5級とは関節可動域30°以下またはMMT 3，軽度障害7級とは関節可動域90°以下またはMMT 4相当とされる．手指や足では別の基準となっている．これらの等級は合算可能であり，合計点で認定等級が決まる（**表1**）．同位の等級の重複で1級上位の等級になるが，7級+7級では6級となり障害該当となる（7級は該当なし）．なお，関節可動域や筋力テストの記載は等級に矛盾しない内容が求められる．

　脳卒中では主に片麻痺をきたし，身体障害者診断書を申請するこ

表1　障害等級と合計指数の認定関係（文献1）より引用）

等級	指数	合計指数	等級
1級	18指数		
2級	11指数	18指数以上	1級
3級	7指数	11〜17指数	2級
4級	4指数	7〜10指数	3級
5級	2指数	4〜6指数	4級
6級	1指数	2〜3指数	5級
7級	0.5指数	1指数	6級

表2　上肢・手指の機能障害基準（文献1）より引用）

上肢機能全廃	2級：上肢のすべての機能を全廃したもの
上肢機能の著しい障害	3級：5kg以内のものしか下げることができない
上肢機能の軽度の障害	7級：精密な運動ができない．10kg以内のものしか下げることができない
手指機能全廃	3級：字を書いたり箸を持つことができない．握力0kg
手指機能の著しい障害	4級：握力が5kg以内
手指機能の軽度の障害	7級：精密な運動ができない．握力が15kg以内

とになる．しかし，片麻痺という障害区分は身体障害法にはないので，障害名の欄には一側の上肢・下肢と体幹の3区分から障害を認定し，記載することになる．この場合，移動能力障害を下肢と体幹とで重複して算定することはできないので，上肢（まれに手指）と下肢の機能障害か，上肢（まれに手指）と体幹の機能障害かのいずれかの組み合わせで障害を認定し，合算することになる．いずれを選んでもよいので，申請者の状態や有利となるほうを選ぶことになる．上肢・手指の機能障害基準を**表2**に，下肢・体幹の機能障害基準を**表3**に示す．そして，総合所見欄には等級を決める根拠になった事項を主に記載する．つまり，上肢では握力や使用状況，下肢では患側での立位や歩行距離，体幹では座位や立位，歩行距離などである．普通，四肢周囲径欄や関節可動域，筋力の正常部位の詳細な記載は不要である．動作・活動欄も，総合所見の記載に矛盾しないような内容でなければおかしいことになる．その他，参考になる合

表3　下肢・体幹の機能障害基準（文献1）より引用）

下肢機能全廃	3級：患肢で立位を保持できない
下肢機能の著しい障害	4級：1km以上の歩行不能
下肢機能の軽度の障害	7級：2km以上の歩行不能
体幹の機能障害	1級：座れない 2級：10分以上の座位保持，または起立保持困難 3級：100m以上の歩行ができない 5級：2km以上の歩行ができない

併症とは複合障害の等級について総合認定する場合に必要な他の障害のことであり，言語障害，嚥下障害，平衡障害，その他の身体部位の障害などを記載する．障害固定は一般的には発症6カ月とされるが，3カ月以降には意見書作成は可能である．この場合，上肢の動きがみられたり，歩行訓練に進歩がみられている時は，総合所見の再認定欄に再認定要（1年）と記載する必要がある．また原則，常時の医学的管理が必要な場合には手帳の対象でないとされるが，遷延性意識障害でも在宅生活が可能な場合には，体幹機能障害（遷延性意識障害）1級として申請可能である．

■ 介護保険認定のための主治医意見書

　介護保険認定のための主治医意見書は，介護保険の被保険者が介護保険によるサービスを利用するために受ける介護認定審査会で使用される意見書である．

　まず，診断名の横にカッコ書きで「特定疾病または生活機能低下の直接の原因となっている傷病名については，1に記入」とある．しかし，しばしば最近治療した病名が記載され，生活機能低下の原因と関係が少ない病名が記載されていることがある．この病名から各地域などの介護原因病名の統計がつくられていると思うので問題である．次に，生活機能低下の直接の原因となっている傷病，または特定疾患の経過および投薬内容を含む治療内容の欄にも「最近・おおむね6カ月以内の介護に影響のあったもの，および特定疾病についてはその診断の根拠などについて記入」とある．しかし，6カ月以

表4 認知症高齢者の日常生活自立度判定基準（要約）（文献2）より改変引用）

Ⅰ	認知症を有するが，日常生活は家庭内および社会的にほぼ自立している（在宅での一人暮らしも可能である）
Ⅱ	日常生活に支障をきたすような症状・行動や意思疎通の困難さが多少あるが，誰かが注意していれば自立できる（ときに一人暮らしは困難な場合もある）
Ⅱa	家庭外で下記の状態がみられる たびたび道に迷う，買物や事務，金銭管理などそれまでできたことにミスが目立つなど
Ⅱb	家庭内でも下記の状態がみられる 服薬管理ができない，一人で電話の対応や訪問者との対応などの留守番ができないなど
Ⅲ	日常生活に支障をきたすような症状・行動や意思疎通の困難さがみられ，介護を要す（一時も目を離せない状態ではないが，一人暮らしは困難である）
Ⅲa	日中を中心に下記の状態がみられる 着替え，食事，排尿，排便が上手にできない，時間がかかる，やたらに物を口に入れる，物を拾い集める，徘徊，失禁，大声，奇声をあげる，火の不始末，不潔行為，性的異常行動など
Ⅲb	夜間を中心として上記の状態がみられる．症状はⅢaと同じ
Ⅳ	日常生活に支障をきたすような症状・行動や意思疎通の困難さが頻繁にみられ，常に介護を必要とする（常に目を離すことができない状態）．症状・行動はⅢと同様だが，頻度が多い
Ⅴ	著しい精神症状や周辺症状あるいは重篤な身体疾患がみられ，専門医療が必要である（精神病院や認知症専門棟のある老健施設または老人病院などでの治療が必要な状態）．せん妄，妄想，興奮，自傷・他害などの精神症状や精神症状に起因する周辺症状が継続する

内に入院や新たな治療歴があっても，以前の主治医意見書と同様に記載されることも多い．6カ月以内の治療歴を確認し記載してほしい．またADLに影響を及ぼす投薬，特に精神科の投薬などは内容も記載してほしい．

　認知症に関する行動障害や日常生活自立度は，介護度を決める重要な資料である．しかし，主治医意見書と認定調査員の情報で最も頻回に違いがみられるのは，認知症高齢者の日常生活自立度と認知症の中核症状・周辺症状など，いわゆる認知症関連の記述である．

認知症高齢者の日常生活自立度は判定基準が決められており（**表4**），これが医学的な認知症の診断や重症度とは違うことを忘れてしまい記載されることが大きな原因である．また，認知症の中核症状や周辺症状にも同様に介護保険認定審査の基準があり，医学的な基準と同じではない．また，状況が変化しているのに6カ月以内の現状況を家族などに確認せず，安易に前回の意見書と同じ記載がされることもあるが，問題であると考える．精神・神経症状とは，うつ病，せん妄，傾眠，見当識障害，記憶障害，注意障害，失語，失認，失行などを示す．身体の状態や生活機能の部分は，審査会で問題となることは少なく，矛盾がない記載であれば軽度・中等度・重度は大きな問題ではない．特記すべき事項は自由記載だが，ときに有用な情報が多い．具体的な介護方法や注意点，医学的管理の必要性や意見，チェックでは表現できないような行動障害や改訂長谷川式簡易知能評価スケール（HDS-R：Hasegawa's Dementia Scale-Revised），身体障害申請診断書内容などを記載することになっている．ていねいな記載があると，介護者には有用であり，介護度決定にも役立つ．

文　献

1) 日本リハビリテーション医学会障害保険福祉委員会（編）：身体障害者診断書作成の手引き．日本リハビリテーション医学会，2003
2) 介護認定審査会委員テキスト．厚生労働省，2006

〔川北慎一郎〕

第2章

障害とリハビリテーション医療の現状

1 新しい障害分類

> **エッセンス**
>
> 障害モデルは 2001 年に国際障害分類（ICIDH：International Classification of Impairment, Disability and Handicap）から国際生活機能分類（ICF：International Classification of Functioning, Disability and Health）に改訂された．そこでは，プラス面を重視する方針から「心身機能と身体構造」「活動」「参加」という表現に変更になった．また，生活機能と障害に影響を与える因子として個人因子と環境因子を捉えている．より社会モデルとはなったが，以前の医療モデル（機能低下，能力障害，社会的不利）のようには使用しづらく，さらなる改訂が求められる．

　従来の感染症に代表される疾患構造においては，国際疾病分類（ICD：International Classification of Disease）が有益かつ有意義であった．しかし，多くの疾患が治療可能となるとともに疾病構造が変化し，病気が治っても，その後に残された運動障害を中心とする種々の後遺症が患者の生活に重大な影響を及ぼすようになった．後遺症として残存した障害は，従来の ICD の分類には入っておらず，ICD を基礎として従来の診断（病理）指向的医学モデル「病因-病理-発現」のみでは，疾病発現後の個人の障害構造に対応することが困難となった．このような背景において，1980 年に世界保健機関（WHO：World Health Organization）が ICD の補助分類として，ICIDH を制定した．ICIDH では疾病の諸帰結が「疾病-機能障害-能

力低下-社会的不利」という3つの次元で定義された．

　機能障害（impairment）とは，生物レベルで身体の臓器機能，あるいは外観の異常を示す臓器レベルの障害である．必ずしも病気の現存や病人であることを意味するものでなく，治療結果によって変化しうるものである．したがって永続的なものだけでなく，一時的なものも含まれる．能力低下（disability）は，個人レベルにおける能力や活動が低下した状態で，行動に関する統合的活動に関するものである．したがってこれも永続的なものもあれば，一時的なものもあり，可逆的であったり進行性であったりする．また，その障害度は社会的価値観や習性により影響される．社会的不利（handicap）は，社会レベルでの機能障害や能力低下の帰結として，個人が社会生活を営むうえで起こる社会的あるいは職業上の不利益である．これは個人の状態と，その個人が属する特定の集団による期待との不一致により特徴づけられる．例えば，脳卒中で右麻痺，失語症を生じた場合，歩行や書字が障害され，結果的に家屋の改造や，職場での配置転換が必要となる．この場合，機能障害は右麻痺，失語症，右肩関節の拘縮などとなり，能力低下は歩行障害，書字障害となり，社会的不利は家屋改造，職場転換ということになる．

　このように，病気によりその個人に生じる問題を障害として捉えて分析することが可能となり，病気に対する治療が，生物レベルあるいは医学的アプローチのみでは達成しえない場合が多いことが明らかになった．したがって，それぞれの階層的問題点に対して具体的に医学的アプローチだけでなく，心理的・社会的・職業的・教育的に取り組む包括的アプローチが必要となる．このアプローチ自体が，リハビリテーション（以下，リハ）アプローチの本質であり，それぞれの問題点に対してどのように，いつまでに解決するかについて方針を決め，ゴールを設定し，具体的なリハプログラムを進めることになる．

　このICIDHは3つのレベルからなる障害の階層構造を示した点で画期的なものであり，リハ領域では広く浸透した．しかしその後，いくつかの問題点が指摘されるようになった．例えば，環境の変化や設定により，日常生活への影響がなくなる場合も機能障害と呼ぶ

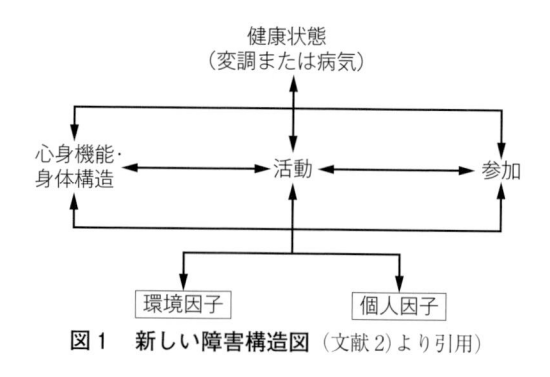

```
                    健康状態
                 (変調または病気)
                      │
        ┌─────────────┼─────────────┐
        ↓             ↓             ↓
   ┌─────────┐   ┌─────────┐   ┌─────────┐
   │心身機能・│←→│  活動   │←→│  参加   │
   │身体構造 │   │         │   │         │
   └─────────┘   └─────────┘   └─────────┘
                      │
              ┌───────┴───────┐
              ↓               ↓
         ┌────────┐      ┌────────┐
         │環境因子│      │個人因子│
         └────────┘      └────────┘
```

図 1　新しい障害構造図（文献 2）より引用）

べきなのかとか，障害というマイナス面のみを評価し，本来プラス面を備えた健常な機能・能力が重視されず偏った障害者観が生まれるなどである．そこで 1990 年代より ICIDH の改訂の検討が始まり，2001 年の WHO の総会において ICF が ICIDH の改訂版として採択された（**図 1**）．ICF は障害を 3 つのレベルで捉えている点では ICIDH となんら変わっていない．しかしマイナス面よりもプラス面を重視するという方針から，機能障害は「心身機能と身体構造（boby function and structure）」，能力低下は「活動（activity）」，社会的不利は「参加（participation）」という用語が用いられた．そして 3 つのレベルの障害が制約された状態は，それぞれ「機能障害，構造障害」「活動制限」「参加制約」ということになった．

　ICF の大きな特徴は，この「活動」などに影響を与える環境因子（外的）と個人因子（内的）の 2 つの背景因子を重視し明記したことである．特に ICF では，環境因子は「人々が生活し，人生を送っている物的な環境や社会的環境，人々の社会的な態度による環境を構成する因子である」と定義し，重要視している．すなわち，ICF が定義する環境因子は支援機器・交通機関・建物などの物的環境のみならず，家族・地域住民・ヘルパーなどの人的環境，社会の意識や態度，介護サービスまで含んだ広い意味で捉えられることになる．

　ICIDH は疾病を機転とした帰結の分類であり，障害に関しては医学（疾病）モデルにとどまるものであった．患者のプラス面が重視された ICF はより社会環境に目を向け，社会のありようまでを問題とする社会モデルである．しかし，ICF には障害を正しく捉える用

語が具体的に示されておらず，現状では医学・医療分野ではICIDHのように広く使用されるには至っていない．今後の改訂が期待される．

　いずれにしろ医療は病者の治療であり，医師は疾病の治療，救命と同時に，その疾病が病者にもたらしている生活活動の制約，すなわち障害の治療を忘れてはならないと考える．そのためには，いまだ発展途上にはあるが，障害の概念・理念（ICF）を認知し，利用することが必要であろう．

文　献

1) 江藤文夫：21世紀のリハビリテーション．リハビリテーション連携科学 **8**：3-15，2007
2) 障害者福祉研究会（編）：ICF国際生活機能分類―国際障害分類改定版．中央法規出版．2002, pp85-89

〔川北慎一郎〕

2 脳・神経・脳血管障害とリハビリテーション

> **エッセンス**
>
> 脳・神経・脳血管障害は，その性質上，日常生活活動（ADL：Activities of Daily Living）に支障をきたすような後遺症を残すことが多く，そのためにリハの対象となることが多い．回復期リハ病棟の普及もあり，リハ対象患者の大半が脳卒中後遺症という施設も増えている．しかし神経疾患の診療に従事しながら，そのリハについては敬遠している医師も，いまだ多いのが現状である．一方で，神経疾患のリハを進めるためには神経学の基礎と臨床両面の知識をもっていることが必須である．脳卒中のリハは急性期から開始され，回復期，生活期へと地域連携パスを使用して，より効率的に行われている．また脳科学の発展，脳の可塑性に基づく新しいリハ介入の手段が出現し，確立しつつあるものもある．

　神経系は，意識，運動，感覚，感情，意欲，知的機能など多くの機能を営み，さらに自律神経系を介して全身臓器の機能と関係し，内分泌機能とも密接に関連している．その損傷は目にみえやすい障害となり，ADL 低下をきたすことが多いのが特徴である．したがって，神経系の疾患は常にリハの重要な対象である．さらに脳，脊髄，末梢神経など，神経系の働きは高度に分化しており，ほかの領域によって代償されにくく，損傷を受けると完全な機能回復が困難なことも多い．

　リハの対象となる神経症候で最も多いのは運動障害である．これ

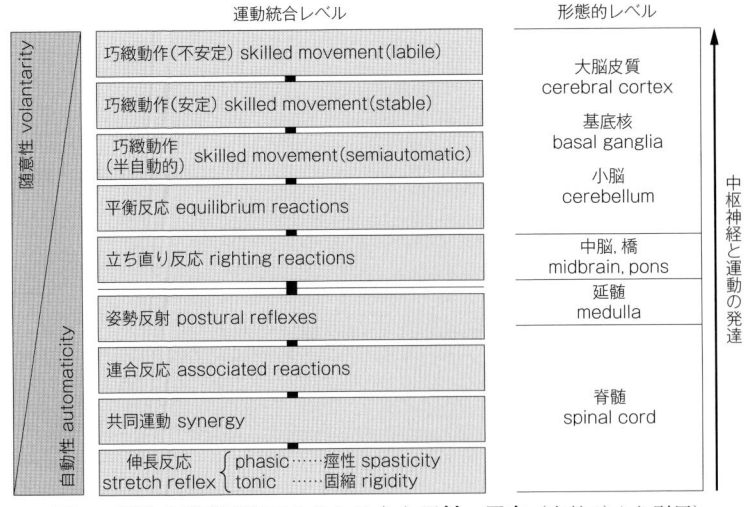

図1 運動の発達過程でみられる主な反射・反応（文献1）より引用）

には，運動麻痺，運動失調，錐体外路系運動障害，失行などがある．

運動麻痺には，上位運動ニューロン（中枢性）麻痺と下位運動ニューロン（末梢性）麻痺がある．この2つは筋トーヌスなど，筋力低下の質に差がみられるだけでなく，リハアプローチの方法も異なってくる．すなわち，末梢性麻痺では筋力増強訓練，関節可動域訓練などの比較的単純な量的アプローチが行われるが，中枢性麻痺ではこれに加えて神経系の発達と関連した反射や反応の影響を考慮したより複雑な神経生理学的アプローチも必要になる（**図1**）．

一方，パーキンソン病で代表される錐体外路系運動障害や責任病巣から小脳性，感覚性，前庭性などに分けられる運動失調へのリハは，運動麻痺のリハよりも遅れており確立されているとは言い難い．また，知覚機能は運動を遂行する時のフィードバックによる調整の役割もはたしている．しかし知覚障害の病態は多彩であり，能力回復のためにはそれぞれの症状に合わせた，さまざまな対応が必要となる．

失行などの高次脳機能障害は，脳神経疾患リハの症候としてますます重要となっているが，次の項で述べる．

文 献

1) 上田　敏：目でみる脳卒中リハビリテーション．東京大学出版会．1981，p 10

〔川北慎一郎〕

3 高次脳機能障害とリハビリテーション

エッセンス

高次脳機能障害は ADL の予後を決める重要な障害であるが，適切に評価やアプローチがなされていないことも多い．2004 年より従来の失語症，失行症，失認症，半側空間無視などに加えて，「記憶障害，注意障害，遂行機能障害，社会的行動障害」に診療報酬上の診断基準が追加された．適切な評価を行ったうえで，ADL や社会生活での実際の問題を解決するためのアプローチを重視することが大切である．

交通事故や脳卒中の後遺症として，最近「高次脳機能障害」が注目されている．症状は「記憶が低下する」「注意力が低下する」「会話ができなくなる」「計画が立てられなくなる」「字が読めなくなる」「計算ができなくなる」「道に迷うようになる」「左側をみなくなる」「怒りっぽくなる」など，さまざまである．脳の障害による手足の麻痺やしびれなどとは異なる障害で，筋肉の動きを指示する機能よりも，より高次な脳の制御機能に問題が起こり，発生する障害である．従来から知られている高次脳機能障害（神経心理学的症状）には，左大脳皮質損傷による失語症，失行症，失認症，ゲルストマン症候群，右大脳皮質損傷による左半側空間無視，左半側身体無視，地誌的障害などがある（図1）が，2004 年に厚生労働省が診療報酬上の診断基準を新しく作成した[1]．ここでは「記憶障害，注意障害，遂行機能障害，社会的行動障害」の診断基準のみが示された．これは，それまでの身体障害者福祉法などの対象とならない後遺症に主眼を

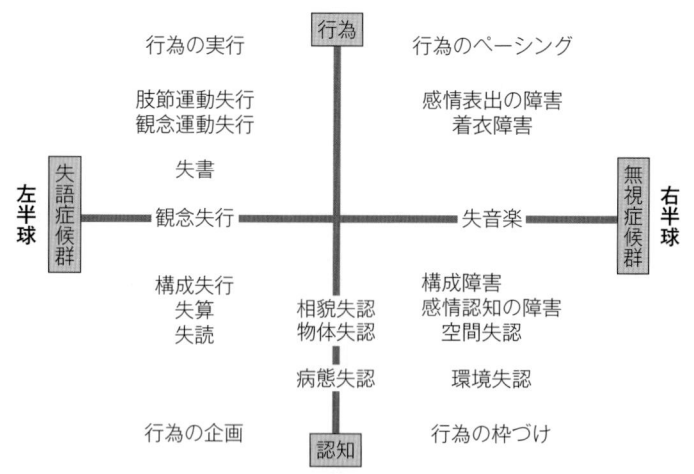

```
                    行為
    行為の実行    │   行為のペーシング
    肢節運動失行  │   感情表出の障害
    観念運動失行  │   着衣障害
        失書      │
失語症         観念失行 │ 失音楽        無視症
左半球 ────────────────┼──────────────── 右半球
候群           │              候群
    構成失行   相貌失認  │ 構成障害
    失算       物体失認  │ 感情認知の障害
    失読                 │ 空間失認
              病態失認   │ 環境失認
    行為の企画    │   行為の枠づけ
                    認知
```

図1　主な神経心理学的症状と左右半球機能との関係

おいて作成されたものであった．しかし問題なのは，軽い高次脳機能障害の場合，障害を受けていることに患者本人も，家族などの周囲の人も気づかないケースが多いことである（しばしば，担当医師も認識していないこともある）．障害のせいでボーとしたり，忘れっぽくなったり，怒りっぽくなったりしていても，それを性格のせいだと誤解され，家族や職場などでの人間関係がうまくいかなくなるなど，社会生活に支障が生じる場合も少なくない．

　高次脳機能障害の原因疾患としては，脳血管障害が最も多く，次に頭部外傷，脳腫瘍，脳炎，低酸素脳症と続く．症状は複数起こることが多く，その頻度は失語症が最も多く全体の約60％を占める．次いで注意障害，記憶障害，左半側空間無視などが20％以上にみられる．頭部外傷に限定すると，記憶障害，注意障害，遂行機能障害，行動と情緒の障害など，新診断基準の障害の頻度が高く，これらの損傷部位は左右いずれか，または両側の前頭葉や側頭葉が主である．高次脳機能障害の診断は，①臨床症状，②頭部画像所見（症状に対応する責任病巣の所在），③神経心理学的検査（症状に対応する神経心理学的検査の低成績）より行う．原因となる疾患は，脳の器質的病変のうち進行性疾患であるアルツハイマー型認知症や先天性疾患

などは除外される．神経心理学的検査は日常生活上の問題点を捉えるような評価で，しかも標準化されたものを選択し，リハチームとして行われることが望ましい．例えば，標準失語症検査（SLTA：Standard Language Test of Aphasia），Western Aphasia Battery（WAB）失語症検査，長谷川式簡易知能評価スケール（HDS-R：Hasegawa's Dementia Scale-Revised），ウェクスラー成人知能検査改訂版（WAIS-R：Wechsler Adult Intelligence Scale-Revised），日本版ウェクスラー記憶検査（WMS-R：Wechsler Memory Scale-Revised），日本版リバーミード行動記憶検査（RBMT：Rivermead Behavioral Memory Test），Trail Making Test（TMT），行動性無視検査日本版（BIT：Behavioural Inattention Test），三宅式記銘力検査，ベントン視覚記銘検査（BVRT：Benton Visual Retention Test），ウィスコンシンカード分類課題（WCST：Wisconsin Card Sorting Test），遂行機能障害症候群の行動評価日本版（BADS：Behavioural Assessment of the Dysexecutive Syndrome），コース立方体組み合わせテスト，かな拾いテストなどを必要に応じて行うことが多い．

　高次脳機能障害があることがわかれば，なるべく早い時期にリハを始めることが重要である．高次脳機能障害に対するリハを認知リハという．この中には，高次脳機能障害そのものの改善を図るリハ（言語能力の改善，記憶能力の改善など）や，代償手段を身に付けるリハ（記憶障害に対するメモの利用，言語障害に対する機器の代用など），行動変容療法（易怒性や自発性低下などの問題行動を軽減する行動療法），および環境調整（人的・物的・法的・社会的資源の提供）を含む．まず，ADL（食事，整容，排泄，更衣，入浴など）についてどのような問題があるかを明らかにし，問題を解決していくことが必要である．次に，IADL（Instrumental ADL；料理，洗濯，買い物，外出，金銭管理，電話，余暇活動など）についても同様にどのような問題があるかを明らかにして，具体的に成功体験をつくっていくことが重要である．それらの活動でたとえ問題が少なくても，実際には就学・就労または社会活動には制限せざるをえないことも多い．個人の需要に沿って，一つひとつ訓練することが，認知リハの手順として重要である．これらの活動訓練には家族など周

囲の理解と協力が必要であり,十分な指導が求められる.なお,就労を望む場合は職場や就労支援機関と連携をとって進めることも必要となる.

ときにリハと並行して薬物が併用され,効果がみられる.投薬は一時的に使用し,中止することも可能なため積極的に使用すべきである.記憶障害には,記憶に関する神経細胞の働きを高めるアセチルコリンエステラーゼ阻害薬が使用される.注意障害には,ドパミンの分泌を促し,神経細胞の働きを活発にするブロモクリプチンメシル塩酸やアマンタジン塩酸塩が使われる.行動を起こすことに問題がある場合,メチルフェニデート塩酸塩が,うつ状態の改善には選択的セロトニン再取り込み阻害薬(SSRI:Selective Serotonin Reuptake Inhibitors)などが使用される.また,攻撃性や焦燥感軽減にはクエチアピンフマル酸塩などの向精神薬やバルプロ酸ナトリウムなどの抗てんかん薬が効果を示す場合も多い.

いずれにしろ高次脳機能障害の改善は,しばしば時間がかかる場合も多いので,正しい評価を行い,諸事情を理解し,フォローやサポートをしてくれる医師やリハスタッフ,医療ソーシャルワーカー,臨床心理士などをみつけ,あきらめずにリハや薬物療法を続けることが大切であると考える.

文 献

1) 厚生労働省社会・援護局障害保健福祉部,国立障害者リハビリテーションセンター:高次脳機能障害者支援の手引き 改訂第2版.国立障害者リハビリテーションセンター,2009
2) 宮森孝史:右脳損傷とリハビリテーション.リハ医学 **31**:192-204,1994

〔川北慎一郎〕

4 ニューロリハビリテーション

エッセンス

リハ医学・医療は，活動障害を扱う医学分野である．ヒトの活動を支える主たる関連臓器系として，①神経-筋肉-感覚器系，②骨-関節-皮膚系，③心-肺-血管系，④消化器-泌尿器系（摂食-排泄系）がある．このうち神経-筋肉-感覚器系は，筋活動をとおした出力系になるだけでなく，活動を計画したり調整したりする制御系の要であり，また活動能力を変える学習系の中心でもある．したがって，神経-筋肉-感覚器系のリハはリハ医学の中心に位置しており，これをニューロリハと呼んでいる．

ニューロリハという言葉は，技術の進歩に伴って人間の脳を対象とした神経科学が急速に発達し，次々に発見された新たな治験がリハに応用されるようになって生まれた言葉である．日本でのリハ医学は，もう一つの重要な臓器系である骨-関節-皮膚系を扱う整形外科分野からスタートした．しかし高齢社会となり，重篤な活動障害を引き起こす病態が，脳血管障害などの神経系疾患に多いこともあって，神経-筋肉-感覚器系のリハが主流となってきた．そんなおり，世界ニューロリハビリテーション学会（WFNR：World Federation for Neuro Rehabilitation）傘下の学会として2010年に日本ニューロリハビリテーション学会（JSNRNR：Japanese Society for Neural Repair and Neurorehabilitation）が創設された．そして，現在この領域はますます大きな分野となりつつある．

「再生しない」といわれていた中枢神経系の可塑性にフォーカス

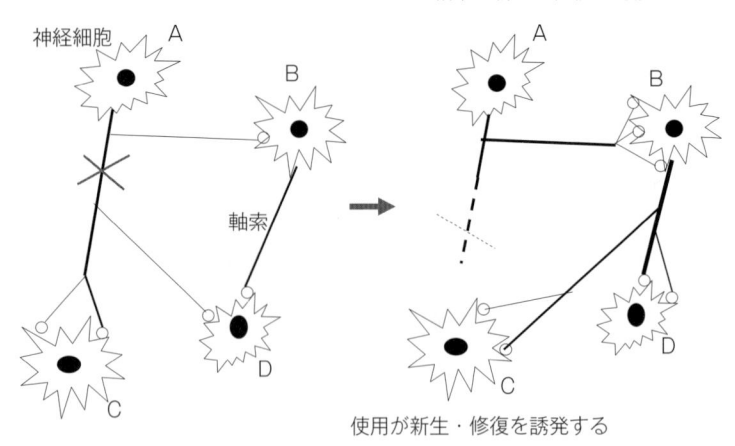

図1 神経回路の修復(文献1)より改変引用)

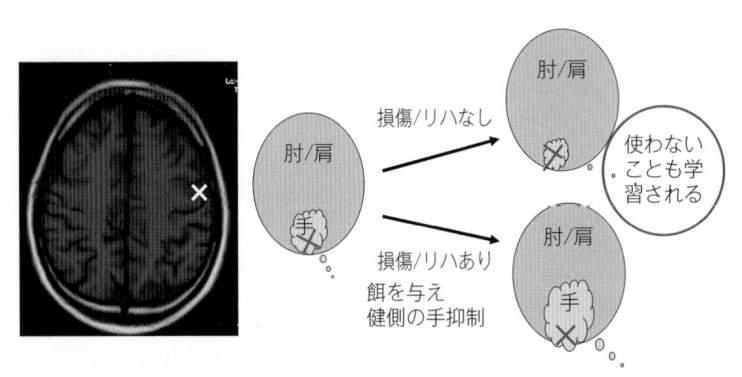

神経細胞は再生しない
軸索の新生・修復は可能

使用が新生・修復を誘発する

図2 脳の可塑性(代行作用,plasticity)(文献2)より改変引用)
リスザル手指運動野の脳梗塞後,隣接領域による代行作用が生じる

があたり,その可能性を追求する神経科学が勢いをもってきている(**図1,2**)[1,2].また,その存在を確かめ証明するためのニューロイメージングの進歩も著しい.そして,活動の視点から種々の介入法(ニューロモジュレーション)やリハロボットなどが開発されている(**図3,4**)[3〜7].促通という方法論の意味づけも学習の視点から整

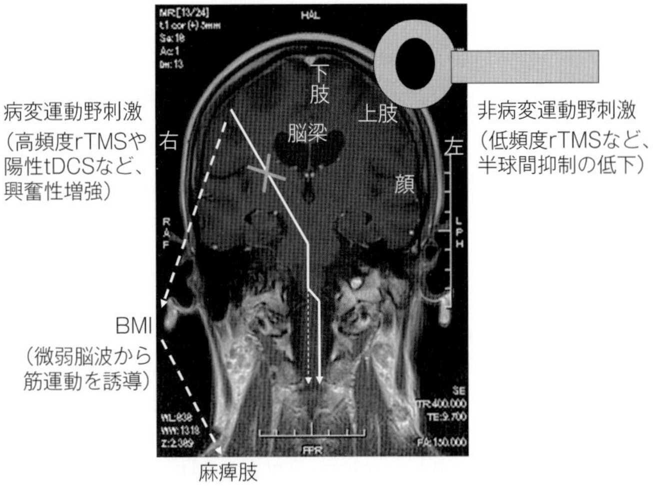

図3 反復経頭蓋磁気刺激(rTMS),経頭蓋直流電気刺激(tDCS),ブレーン・マシーン・インターフェース(BMI)
(文献3~5)より改変引用)

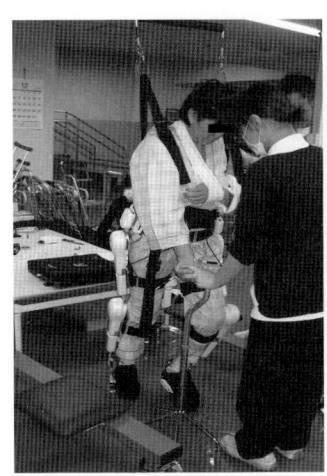

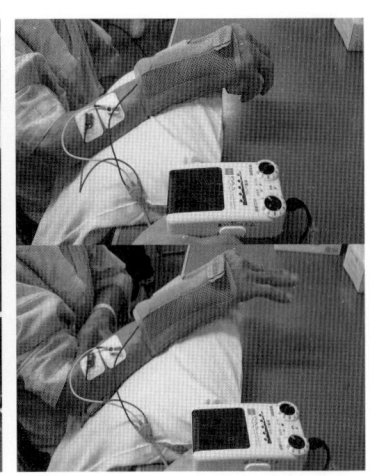

病変運動野刺激
(高頻度rTMSや
陽性tDCSなど,
興奮性増強)

非病変運動野刺激
(低頻度rTMSなど,
半球間抑制の低下)

BMI
(微弱脳波から
筋運動を誘導)

麻痺肢

a. 吊り上げ式免荷＋ロボットスーツ　　b. 手装具＋アシスト型電気刺激

図4 新しいリハビリテーション機器(文献7)より改変引用)

理されつつある.その他,細胞治療,嚥下・排尿障害,活動解析などが話題となっている.しかし,理論は神経科学に基盤をもち強固であっても,新しいがゆえに個々の技法の効果については科学的な

検証がまだまだ追いついていないのが現状である．今後，新たなニューロリハ技法について，効果の科学的検証とともに，経験の蓄積も必要になるものと思われる．また多くの研究者が参入してきたが，リハ医学の原点が「活動に対しての医学」であるという点を考慮して関連各科専門家と連携していくことが大切である．

文 献

1) Raisman G：Neuronal plasticity in the septal nuclei of the adult rat. Brain Res **14**：25-48, 1969
2) Nudo RJ, et al：Neural substrates for the effects of rehabilitative training on motor recovery after ischemic infarct. *Science* **272**：1791-1794, 1996
3) Takeuchi N, et al：Repetitive transcranial magnetic stimulation over bilateral hemispheres enhances motor function and training effect of paretic hand in patients after stroke. *J Rehabil Med* **41**：1049-1054, 2009
4) Kasashima Y, et al：Modulation of event-related desynchronization during motor imagery with transcranial direct current stimulation (tDCS) in patients with chronic hemiparetic stroke. *Exp Brain Res* **221**：263-268, 2012
5) Shindo K, et al：Effects of neurofeedback training with an electroencephalogram-based brain-computer interface for hand paralysis in patients with chronic stroke：a preliminary case series study. *J Rehabil Med* **43**：951-957, 2011
6) 蜂須賀研二：脳卒中後の神経ネットワーク修復とニューロリハビリテーション―ロボット訓練．医学のあゆみ **231**：583-588, 2009
7) Fujiwara T, et al：Motor improvement and corticospinal modulation induced by hybrid assistive neuromuscular dynamic stimulation (HANDS) therapy in patients with chronic stroke. *Neurorehabil Neural Repair* **23**：125-132, 2009

〔川北慎一郎〕

5 痙縮とリハビリテーション

エッセンス

　痙縮は，脳卒中，頭部外傷，無酸素脳症，頸髄損傷，脳性麻痺，多発性硬化症などの疾患によって生じる，いわゆる上位運動ニューロン症候群による症候の一つである．痙縮は疼痛をきたすだけでなく，歩行動作や手指の動きなどの機能を阻害し，ADLの低下や清潔，更衣などの介護負担も増大させる．その治療は，薬物療法（抗痙縮薬），バクロフェン髄注（ITB：Intrathecal Baclofen Therapy）療法，神経ブロック（フェノールブロック療法，ボツリヌス療法），装具療法，電気刺激，手術療法，リハなど，さまざまなものがあり，治療選択には個々の患者の問題点と治療目的に合わせて何をいつ行うのかを検討し，また適切に組み合わせることが重要である．

　痙縮治療の一つであるボツリヌス療法は，2010年10月から成人上肢痙縮・下肢痙縮にも保険適用となり，治療は大きく変化した．また，それに伴い新たなリハ治療も取り入れられるようになり，現在，リハ治療自体が大きく変わろうとしている．

　また，2006年から日本に導入されたITB療法は，脊髄損傷を中心に他の治療（ボツリヌス療法も含む）でコントロールできない重度な痙縮に行われている．この治療はポンプ埋め込み手術を行うため，その前のスクリーニングが必須であり，またポンプへの定期的な薬液補充も必要となる．したがって，ITB療法は，施行前に他の痙縮治療の適応にも十分考慮したうえで施行される治療である．

ボツリヌス療法

　痙縮は脳卒中の麻痺側肢にみられることが多く，発作3カ月後では約20％だが，1年後には約40％，5年後には約60％に認められ，経過とともに増強することが多い．2009年の脳卒中治療ガイドライン[1]では，脳卒中後の上肢・下肢の痙縮治療として，ボツリヌス療法が唯一推奨グレードAと判断された．しかし，最近まで日本におけるボツリヌス療法の保険適用は，眼瞼痙攣，片側顔面痙攣，痙性斜頸，小児脳性麻痺下肢痙縮のみであった．ボツリヌス療法は，ボツリヌス菌（食中毒の原因菌）が作り出す天然のタンパク質を有効成分とし，それを筋肉内に注射する治療である．注射した筋肉の神経筋接合部で神経伝達物質（アセチルコリン）の放出が抑制され，それにより筋収縮が抑制し，筋緊張が軽減される．ボツリヌス菌自体の注射ではないため，適正に使用すれば，ほとんど副作用は認めず，1989年から世界80カ国以上の国で上肢・下肢の痙縮に使用されてきた．しかし，注射後3〜4カ月で神経筋伝達は再開し，筋弛緩作用も減弱から消失するといわれるため，注射後のリハが重要となる．

　上肢では他動的な動きが容易となり，介助も含め更衣や清潔が保ちやすくなる．そのため，注射前には困難であった自力での関節可動域訓練も可能になることが多い．例えば，手指の屈曲が可能だが伸展は不可だった症例では，前腕・手指筋の痙縮軽減により握力が増加し，手の機能まで向上する例もある．この時に合わせて治療的電気刺激（TES：Therapeutic Electrical Stimulation）や，麻痺側手の積極的使用（CI療法）の併用も有用であり，われわれも取り入れている．

　下肢では内転筋などの痙縮軽減によりオムツ交換などの介助量軽減が期待される．また，歩行障害の軽減のために大腿筋（直筋や二頭筋）を治療することもあるが，多くは下腿の痙性（内反，尖足，槌趾）のコントロールが目標となる．この時には上肢と違い，超音波診断装置や電気刺激装置を利用して後脛骨筋や総趾屈筋，母趾屈筋を同定することが必須となる．これらの筋の痙縮が軽減されれば，短下肢装具の適合性がよくなったり，装具の変更が可能となること

も多い.

　上肢・下肢とも，治療1カ月後にはModified Ashworth Scale（MAS）で約1の低下がみられる．治療の満足度を調査すると，患者に強い満足がみられるのは，50～70％で上肢のほうが下肢よりも多かった．

　痙縮治療の目的とボツリヌス治療の効果についてまとめると，以下のようになる．

① 手足の筋肉が軟らかく動かしやすくなることで，更衣・移乗・歩行・巧緻動作などのADLが行いやすくなる．また，手やわき，陰部などの清潔も保ちやすくなる．
② 手足の筋肉のつっぱりによる痛みが和らぎ，拘縮の予防も期待される．
③ 手足の筋肉が軟らかくなり，そのため，リハの効果がよくなり，新しいリハにも取り組める．
④ オムツ交換や更衣介助が行いやすくなり，介護負担が軽減される．

■ バクロフェン髄注療法

1．適応と方法

　ITB療法の適応患者は，脳脊髄疾患に由来する重度の痙性麻痺で，既存治療で無効または効果が不十分な症例である．スクリーニングで効果がみられた場合には，経皮的に髄腔穿刺し，腹部の皮下にポンプを植え込む．そして，クモ膜下腔に設置したカテーテルから持続的に髄腔内へバクロフェンを注入し，痙縮を緩和させる治療である（図1）．持続投与を開始してから約3カ月に1回の薬液補充が必要である．

2．評　価

　評価はAshworthスケール（表1）を用いる．Ashworthスケールは筋緊張の程度を5段階で評価するもので，スクリーニング検査時のAshworthスケールによって痙縮の治療効果を認めた場合に導入する．Kenny式セルフケア得点を用いてADL評価を行う．スクリーニング検査前後のKenny式セルフケア得点によって痙縮改善に伴

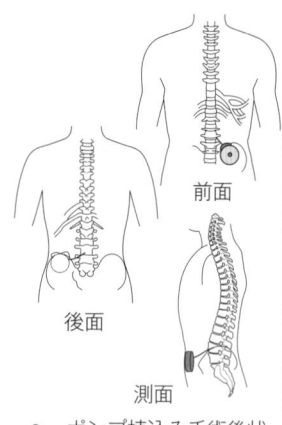

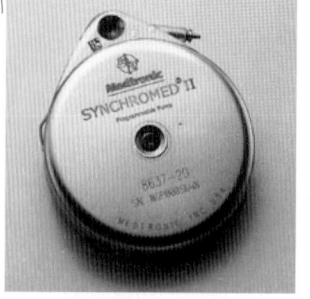

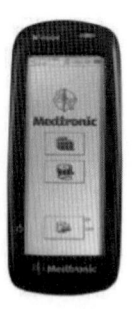

a. ポンプ植込み手術後状態　b. 埋め込み用ポンプと体外式プログラム機器

図1　髄腔内バクロフェン療法

表1　Ashworth スケール（文献5）より引用）

スコア	筋緊張の程度
1	筋緊張の増加なし
2	筋緊張の軽度の増加と，屈曲・伸展により引っかかる感じがする
3	筋緊張の明確な増加はあるが，他動的に動かせる
4	非常に筋緊張が増加し，他動運動は困難である
5	完全に硬直している

う ADL は向上が認められることがわかる．また，上肢の巧緻性評価や歩行についてビデオスクリーニングの有効性評価を行うとよい．Ashworth スコアの変化が ADL や患者満足度とは一致しない場合もある．これらのことから Ashworth スコアに加えて ADL や自覚症状を評価することは重要である．

3．スクリーニング

スクリーニング検査前，検査後4時間，6時間，8時間，12時間，24時間，48時間，72時間の Ashworth スケールを示す（図2）．経験症例25例では，投与前平均 3.0 ± 0.8 が，投与後 1.3 ± 0.5 と有意に改善した（図3）．

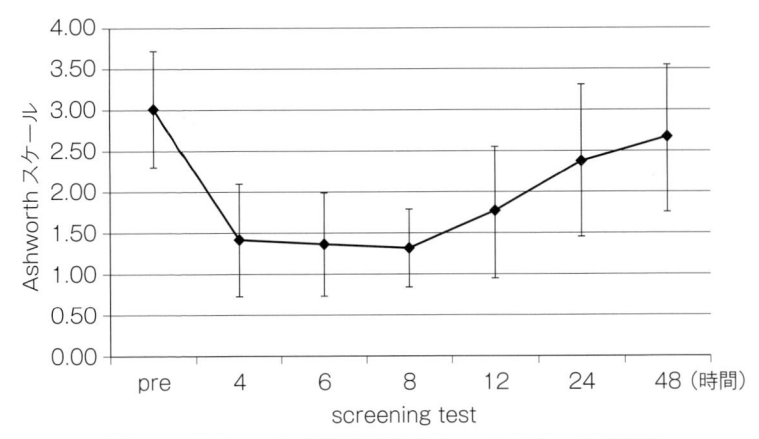

図2 スクリーニング検査時のAshworthスケールの変化

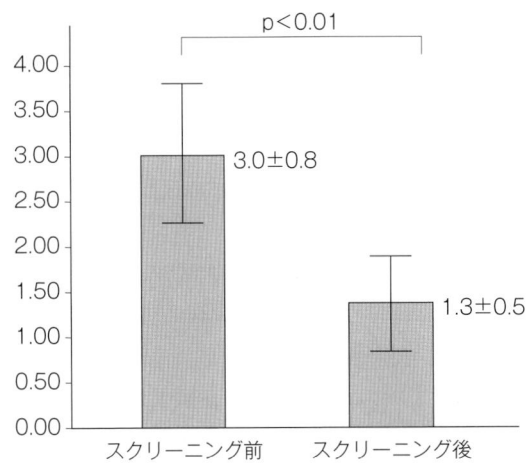

図3 スクリーニング検査時のAshworthスケール

4. 効　果

　脊髄損傷による完全麻痺の症例では,ADL上は大きな変化は認められないが,上肢・下肢の痙縮が軽減すると同時に,体幹の痙縮も著明に軽減した.その結果,胸部と腹部の締めつけ感が改善して呼吸が楽になり,そのため痛みがおおいに改善し,よく眠れるなどQOLが向上した.また,介護者の介助量が軽減した例もあった.

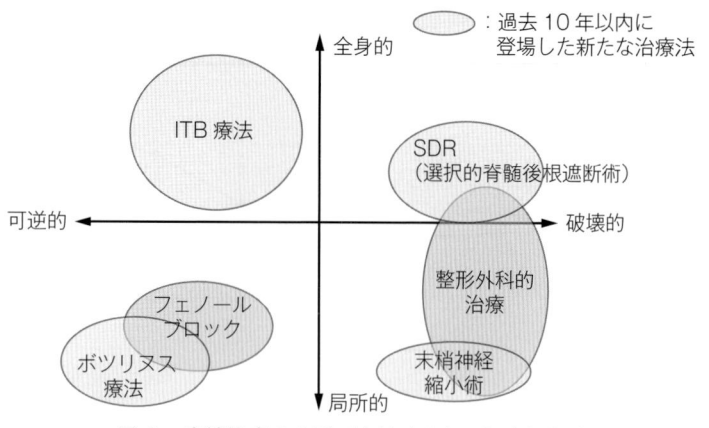

図4 痙縮治療の大系（文献6）より一部改変引用）

ADL全介助の胸髄損傷例において，股関節の開排が可能となり，下肢の突っ張りが消失するといった効果も得られている．リハへの意欲が認められた症例や，手指の巧緻性が改善された症例，起き上がれない状態から車いすへの移乗が可能となった症例もあり，ITB療法の効果はさまざまな局面で認められている．また，ポンプの埋め込みにより長期間の効果を維持させることが可能になっている．

5．利点

痙縮の治療法としては，抗痙縮薬の内服療法（バクロフェン，チザニジン塩酸塩，エペリゾン塩酸塩）などで無効の場合に，ITB療法，神経ブロック，外科手術などがある．神経ブロックでは，アルコール，リドカイン，フェノールなど使用され，治療効果が継続しない，周辺組織への損傷性などの問題点がある．外科手術では末梢神経縮小術，脊髄後根切断術などが行われるが，厳密な患者選定と高度な技術が必要とされる（**図4**）．

こうした痙縮に対する治療の選択肢が増えた中で，ITB療法の利点は，①痙縮の調節が自由にできる，②手術侵襲が少ない，③上肢を含めて広範な痙縮に対応できる，④神経組織を破壊せず可逆的である，などがある．さらに薬剤投与量の調節で，痙縮を適切に保持できるのがITB療法の最大の利点である．しかし，それに伴うさまざまな副作用を医療者側も患者側もよく理解したうえで治療を行わ

なければならない．ポンプ埋め込み術後は，スクリーニング検査で得られた効果が長期間にわたり維持されている．しかし現状では，まだこの治療に対応できる医療機関が少ないため，今後は埋め込み術後の監理体制の確立が必要である．

文献

1) 篠原幸人, 他（編）：脳卒中治療ガイドライン 2009（http://www.jsts.gr.jp/jss08.html）
2) Brin MF：Dosing, administration, and a treatment algorithm for use of botulinum toxin A for adult-onset spasticity. Spasticity Study Group. *Muscle Nerve Suppl* **6**：S208-220, 1997
3) Knutsson E, et al：Plasma and cerebrospinal fluid levels of baclofen (Lioresal) at optimal therapeutic responses in spastic paresis. *J Neurol Sci* **23**：473-484, 1974
4) 平 孝臣, 他：バクロフェン髄注療法．脳神経外科 **36**：573-589, 2008
5) Ashworth B：PRELIMINARY TRIAL OF CARISOPRODOL IN MULTIPLE SCLEROSIS. *Practitioner* **192**：540-542, 1964
6) 正門由久：痙縮の治療選択—その評価とマネジメント．臨床脳波 **48**：241-247, 2006

〔川北慎一郎・影近謙治〕

6 運動器障害とリハビリテーション

エッセンス

　高齢社会が急速に進行しており，運動器障害に対するリハニーズはますます高まってきている．運動器とは，骨，関節，筋肉とそれらに付随する腱，靱帯，椎間板，半月などをいう．運動器はそれぞれに働くだけでなく，股関節や腰など各部位と連携して働いており（運動連鎖），一つが障害されると他の部位も影響を受ける．これら運動器障害の予防・治療のために，温熱，運動，装具，牽引などを介して除痛，身体機能の改善を図る医療が運動器障害のリハである．近年，日本整形外科学会は運動器障害を原因として要介護状態に陥りやすい状態をロコモティブシンドロームとして，運動器リハの手法でADL低下の予防の必要性を啓発している．

　運動器障害とは，一般的には整形外科疾患による障害である．骨，関節，靱帯などの骨格系器官が外傷や疾患によって直接的に損傷を受けた場合，骨関節疾患に対する術後の後療法としてリハは重要である．またその際，関節可動域訓練（自動・他動），筋力増強訓練（等尺性・等張性など），歩行訓練，ADL訓練などのリハが行われる．昨今は肩関節周囲炎，腰痛性疾患，変形性膝関節症などに対するリハの予防・治療効果を科学的に証明しようという試みが多くみられる．また，2000年から始まった「運動器の10年」世界運動の影響で，虚弱高齢者が要介護状態になるのを防ぐ手段として運動器リハが期待されるようになった．そこで，2007年9月に日本整形外科学会は加

表1 ロコモティブシンドローム（2009年10月改訂）

- 2007年9月に日本整形外科学会が提唱
- 7つのロコモチェックの一つでも該当すれば疑いありとして，運動器の評価と予防体操が勧められる．①片足立ちで靴下がはけない，②家の中でつまずいたり滑ったりする，③階段を上がるのに手すりが必要，④横断歩道を青で渡れない，⑤15分続けて歩けない，⑥2kg程度（1L牛乳2個）の買い物をして持ち帰れない，⑦家の中のやや重い仕事（掃除機使用，布団の上げ下げ）が困難
- ある基準以上のロコモティブシンドロームが運動器不安定症

表2 運動器不安定症診断基準（2006年4月）

- 65歳以上で運動器機能低下をきたす疾患あり，日常生活自立度JまたはA（要支援，要介護1，2），片足立ち15秒以下または3mTUG（timed up and go test）11秒以上
- ①脊椎圧迫骨折および各種脊柱変形，②下肢の骨折（大腿骨頸部骨折など），③骨粗鬆症，④下肢の変形性関節症（膝，股），⑤腰部脊柱管狭窄症，⑥脊髄障害，⑦神経・筋疾患，⑧関節リウマチおよび各種関節炎，⑨下肢切断，⑩長期臥床後の運動器廃用，⑪高頻度転倒者

齢に伴う筋力の低下や，関節および脊椎の疾患，さらには骨粗鬆症などにより運動器の機能が低下して，要介護状態に陥りやすくなっている状態を「ロコモティブシンドローム」と名づけ，積極的に予防することを提唱した．またその一環として，すでに身体機能の低下を確認できれば運動器不安定症と診断し，予防的リハだけでなく治療的リハも勧められている（**表1，2**）．ロコモティブシンドロームの予防体操の基本は，スクワットと片足立ちの2つの訓練だが，正しく行われれば易転倒性が改善することを証明した研究も多くみられている．しかし，転倒には知的要因など多因子が原因となると思われるので，身体機能の改善だけでなく，栄養改善や生活改善，環境改善，認知症予防など包括的なリハアプローチが必要であると考える．

文 献

1) 帖佐悦男：地域におけるロコモティブシンドローム対策．治療学 44：791-794, 2010

〔川北慎一郎〕

7 内部障害とリハビリテーション

エッセンス

身体障害は，障害者福祉法で視覚障害，聴覚・言語障害，肢体不自由，内部障害の4つに分類される．さらに内部障害は，心臓機能障害，呼吸器機能障害，腎臓機能障害，肝臓機能障害，膀胱・直腸機能障害，小腸機能障害，ヒト免疫不全ウイルスによる免疫機能障害の7つと規定されている．内部障害のリハは，科学的なリハ処方に基づく理学療法，作業療法，言語聴覚療法に加えて，きちんとした薬物療法，食事療法，患者教育，カウンセリングをセットにした包括的なリハとして行われる．それにより ADL や QOL だけでなく生命予後の改善にまで威力を発揮する．

肢体不自由者は約170万人にのぼり，近年はほぼ横ばいなのに対して，内部障害者は年々増加している．最近では身体障害者全体の30%を突破し，肢体不自由と比較してもその60%超えとなっている．その内訳は心臓機能障害が過半数を占め，ついで腎臓機能障害，膀胱・直腸機能障害，呼吸器機能障害の順である．いずれも高齢者の割合が高く，今後も増加が続くと予想されるが，依然そのリハアプローチが普及しているとは言い難い．

内部障害の中でも心臓リハでは適応疾患が拡大され，心筋梗塞以外にも狭心症，冠動脈バイパスの術後，心臓弁膜症の術後，大動脈瘤の術後，心不全，心臓移植の術後，末梢動脈疾患なども診療報酬の対象となった．心臓リハは，心疾患患者の運動耐容能ならびに

QOLと予後改善に大きく貢献することが証明されているが，まだまだ心臓リハ施設基準の取得施設は少なく，その普及が課題である．これに対して呼吸リハの施設基準の取得は容易なため呼吸リハは比較的普及しており，慢性閉塞性肺疾患（COPD：Chronic Obstructive Pulmonary Disease）患者を中心にその効果も証明されている．当院では最近，ICU限定の急性期呼吸不全へのリハを，休日を含めて拡大し好結果を得ている．今後，すべての急性期病院で術後の呼吸器リハを含め急性期呼吸不全へのリハアプローチが必要であると考えられる．腎臓リハは増加の一途をたどる慢性透析患者に対して試験的に始まっている．透析施行中，初期の時間帯に中等度の有酸素運動や低強度の筋力増強訓練を行うことで，運動耐容能の低下，廃用症候群，ADLならびにQOL低下に対して効果があることが証明されている．今後，透析中にも使用しやすい運動機器やプログラムの開発および診療報酬の後押しがあれば，著しく発展していく分野であると思われる．その他，肝臓機能障害患者に対するリハの取り組みも始まっている．

　いずれの内部障害のリハにおいてもいえるのは，そのゴールは単に在宅生活におけるADLの自立・向上，QOLの改善，復職のみにあるのではないということである．内部障害のリハでは，それらに加えて運動耐容能の増加，動脈硬化の改善，心血管危険因子の是正，その結果としての生命予後の改善という目覚ましい効果も示されており，今後は基本的な治療の一部となることが望まれる．

文　献

1) 上月正博（編）：新編 内部障害のリハビリテーション．医歯薬出版，2009

〔川北慎一郎〕

8 廃用症候群とリハビリテーション

> ### エッセンス
>
> 廃用症候群はリハ医療の現場から発信された概念である．しかし高齢化社会となり，すべての医師が意識せざるをえない症候群となっている．その原因は安静・臥床・不活動であり，それにより関節・筋・骨・皮膚・心肺機能・消化器機能などのすべての身体機能および精神機能が低下する．治療は困難なことが多く，予防することが重要である．そのためには，医師・看護師を含むすべての医療スタッフの意識改革が必要である．

　運動と健康の関係について述べられることは多くなっているが，依然安静と不健康について述べられることは少ない．心身の諸機能は適切に使用しないと衰えるというのは常識としてあるが，わが国の医学の世界では，従来その影響は過小に評価されてきた．長期臥床の害やその早期予防の必要性なども，リハ以外の医療現場では無視されることも多かったと思われる．

　ある高齢の患者が疾病で入院し治癒したにもかかわらず，過度の安静や低活動状態の維持による廃用症候群のため寝たきりになるといったことは，いまだなくなってはおらず，高齢化社会を迎えたわが国の医療全体に関わる問題かもしれない．特に高齢者では廃用症候群は発生しやすく，また回復も困難である．リハの臨床に携わっていると，いかに廃用症候群が起こりやすく，改善が困難かを日々実感する．

　安静の害，いわゆる廃用を学問として医学の世界に提示したのは

1940年代のアメリカで，リハ医学の発展の時期と一致する．現在ではリハ医学を中心にスポーツ医学・体力医学の分野に広がり，アメリカ航空宇宙局（NASA：National Aeronautics and Space Administration）の重要な研究テーマでもある．廃用症候群はHirschbergら[1]が1964年に発行した教科書の中で用いたdisuse syndromeという言葉を和訳したものとされている〔彼は疾病や障害が存在するがゆえに制約などが生じて引き起こされる障害を二次障害とし，これを廃用症候群（disuse syndrome）と過誤症候群（misuse syndrome）とに分類した〕．しかし，廃用症候群という言葉は欧米では一般的ではなく，inactivity（不活動），immobility（不動），deconditioning（脱調整状態）などの言葉が使われている．廃用には関節のギプス固定などによる局所的な不動または不動化，なんらかの疾病により運動制限を余儀なくされたり，指示されたりすることで身体活動全体が低下した状態である低活動あるいは不活動，無重力状態で生活したり，ベッド上での生活を強いられたりすることによる臥床などが含まれ，その概念は均一なものではない．廃用症候群の診断基準は定まっておらず，安静・臥床・不活動によって以下に述べるような局所症状や全身症状が引き起こされたと判断された場合に，廃用症候群と診断される．

　廃用の局所的な影響として，関節，筋，骨，皮膚などがあげられる[2]．正常な関節であっても2～3週間の固定で拘縮は出現し，4週で筋・関節内に結合織が増殖する．8週では非可逆的な関節軟骨の生成や筋腱接合部の変性となる．これらは年齢にかかわらず，誰にでも起こる．筋力は不動により，1週間に10％ずつ1カ月間減少し続ける．したがって1カ月の安静でほぼ半減し，同時に筋萎縮も生じる．筋力低下は，股関節周囲筋，大腿四頭筋，背筋などの抗重力筋や大きい筋で著しいとされている．筋線維の中では，一般には若年に比べ老人でも保たれやすい収縮速度の遅い遅筋（タイプⅠ線維）の萎縮が優位であるとされる．ベッド上でこれを予防することは非常に困難である．また，骨は1日3時間の立位保持がなければ，カルシウムの排出量が増え，骨萎縮（骨粗鬆症）が進むといわれている．骨萎縮はまず骨代謝回転の速い海綿骨に優位に生じ，以後，皮

質骨も萎縮する．そして，骨量減少も下肢や腰椎などの荷重のかかる骨で著しい．したがって転倒すると，それらの部位が骨折しやすく，一度転倒骨折すると，不安からいっそう安静をとるという悪循環に陥る．これが高齢者の寝たきりの大きな原因の一つになっている．なお，皮膚の影響は褥創に代表される．

廃用の全身的影響として，心肺機能・消化器機能の低下がある[2]．若年の健康成人でも3週間の安静臥床後には，1回心拍出量の低下などにより，体力の目安とされる最大酸素摂取量が25％低下することが証明されている．また起立性低血圧も必発で，この体力低下が易疲労性を生み，安静によるいっそうの体力低下という悪循環に陥る．高齢者は，これを回復するのにかなり時間がかかることも多い．また，廃用・安静により身体機能だけでなく精神機能が低下し，知的機能の低下もよくみられる現象である．そのほか，不動は肺炎や深部静脈血栓症を引き起こす主要な原因ともなる．

急性期におけるリハは，ベッドサイドでリスク管理を行いながら座位や立位などの活動を活発に行い，廃用症候群を予防することが重要な目標の一つである．進行した廃用症候群の治療は困難であり，安静を必要とする患者では予防を心がけ，廃用を生じた場合でも程度が軽いうちに治療（リハ）を開始すべきである．最近は，同時に栄養管理も必須とされる．しかし，リハを行えばすべて廃用が予防され，改善されるものでもない．重度の廃用性拘縮や筋萎縮の患者は減少しているが，疲労感や転倒不安から廃用を進行させる悪循環を断つためには，新しい方法が必要である．例えば，疲労を意識した少量頻回訓練や，内容を指導した自己訓練（自主訓練ではない），背面に補助をとらない座位を重視した病棟での活動促進など，病棟看護師や家族も巻き込んだアプローチが必要と考える．

現状では，何よりもこれらを重要と考える意識改革が必要かもしれない．また，退院後の維持期（生活期）で機能維持ができない人にも閉じこもりにより廃用症候群は発症しやすく，寝たきりの原因となる．活動低下の原因には，年齢・身体的要因のみならず，家族への依存や周囲の人々の対応による意欲低下などの心理的要因，物理的・人的環境などが重なり，悪循環を形成していると思われる．

この維持期の廃用対策としては，運動量の維持とともに生活再建や仲間づくりなど社会的リハも重要であると考える．

文　献

1) Hirschberg GG et al : Causes of disability. Hirschberg GG, et al (eds) : Rehabilitation—A Manual for the Care of the Disabled and Elderly. J B Lippincott, Philadelphia, 1964, pp12-23
2) 梶原敏夫：廃用症候群．医学のあゆみ　**163**：397-400, 1992

〔川北慎一郎〕

9 嚥下障害とリハビリテーション

> ### エッセンス
>
> 食事をするうえでの機能の要となる嚥下機能の障害は，リハ医療の重要なテーマとなっている．摂食は基本的なADLであるだけでなく，楽しみや尊厳にも関わる行為である．リハや生活体力の基礎となる十分な栄養を確保する手段として，肺炎などをきたさない安全な摂食方法が求められる．また，嚥下造影（VF：Video Fluorography）検査や嚥下内視鏡（VE：Video Endoscopy）検査などの評価のみで判断することは困難で，意欲や認知機能，耐久性などの多面的な評価が必要とされる．これらを踏まえた食事形態や介助方法の工夫を行うことで，経口摂取が可能となることも多い．

「食べる」ことは人の生命維持において必須の基本的な活動であると同時に，日々の大きな楽しみでもある．しかし，摂食・嚥下障害になると，①誤嚥性肺炎，窒息の危険，②脱水，低栄養の危険，③食べる楽しみの喪失を伴う．この問題の対処には，栄養状態の改善による基礎体力の維持，誤嚥性肺炎や脱水による新たな合併症の防止と同時に，人生における最大の楽しみを保証し，高齢者・障害者の尊厳を守るという重要な意味もある．

摂食・嚥下障害はさまざまな病態により生じる．大きくは口腔・咽頭・喉頭・食道の器質的原因と神経筋疾患による機能的原因に分けられるが，心理的，認知的あるいは医原的要因および加齢の影響も大きい．加齢の影響として，味覚の閾値上昇などによる嚥下反射

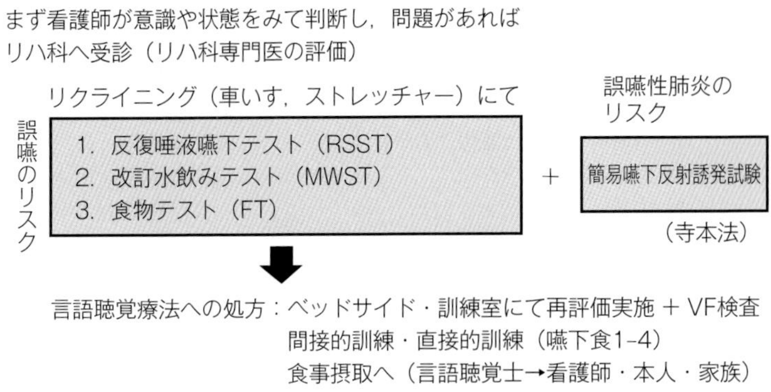

まず看護師が意識や状態をみて判断し，問題があれば
リハ科へ受診（リハ科専門医の評価）

誤嚥のリスク

リクライニング（車いす，ストレッチャー）にて

1. 反復唾液嚥下テスト（RSST）
2. 改訂水飲みテスト（MWST）
3. 食物テスト（FT）

＋

誤嚥性肺炎のリスク

簡易嚥下反射誘発試験

（寺本法）

↓

言語聴覚療法への処方：ベッドサイド・訓練室にて再評価実施＋VF検査
　　　　　　　　　　　間接的訓練・直接的訓練（嚥下食1-4）
　　　　　　　　　　　食事摂取へ（言語聴覚士→看護師・本人・家族）

図1　当院での嚥下訓練の流れ

の低下，歯牙の欠損による咀嚼力の低下，呼吸と嚥下の協調性低下および咳反射，気道防御機能の低下などがあげられている．嚥下反射の中枢は脳幹（橋～延髄）にあり，弧束核と延髄網様体の介在神経によって構成される．この嚥下中枢には，三叉神経・舌咽神経・迷走神経を介する口腔および咽頭・喉頭の感覚情報と大脳皮質からの情報が入力される．大脳皮質の嚥下に関連する部位として，島，帯状回，感覚運動野などが指摘されている．

　嚥下障害のリハは，診察とスクリーニング検査から始まり，必要に応じて嚥下動態の評価を行う（**図1**）．診察では実際の摂食状態の確認から始まり，意欲・認知機能，運動機能，ADLなどを評価する．次にスクリーニング検査をしての反復唾液嚥下テスト（RSST：Repetitive Saliva Swallowing Test），ゼリーや水分を使用した食物テストを行う．誤嚥性肺炎後の患者やRSSTが行えない患者には，簡易嚥下反射誘発テスト（寺本法）を実施することも多い[1]．そして，言語聴覚療法士への処方後，経口摂取に関するリハ計画が立てにくく，不顕性誤嚥（ムセのない誤嚥）が疑われる時には，VF検査やVE検査による嚥下動態の評価を行う．VF検査は嚥下動態を評価する最も一般的な方法で，X線透視装置を用いた造影検査である．バリウムなどの造影剤を含んだ模擬食品を用いて，食塊残留の有無などを評価する．この際，不顕性誤嚥の評価も可能である．食物の種類や姿勢，一口量の違いによる変化や，残留物をクリアするため

表1 嚥下障害重症度分類 (文献2, 3)より改変引用)

藤島のグレード分類	才藤らの重症度分類
Ⅰ 重症　経口不可　　　　1, 2, 3	誤嚥あり
Ⅱ 中等症　経口と補助栄養　4, 5, 6	1．唾液誤嚥
Ⅲ 軽症　経口のみ　　　　　7, 8, 9	2．食物誤嚥
Ⅳ 正常　　　　　　　　　　10	3．水分誤嚥
	4．機会誤嚥
	誤嚥なし
	5．口腔問題
	6．軽度問題
	7．正常範囲

の手技などを確認する．VE検査は経鼻内視鏡下に食物を摂取させ，嚥下動態を評価する．嚥下反射時には咽頭収縮によりホワイトアウトとなるため観察はできず，また食道の評価もできない．しかし機動性に優れており，ベッドサイドや訪問診療でも使用されている．当院では初回VF検査時にVE検査を同時に併用して検査することにしている．嚥下障害の重症度分類としては，才藤ら[2]や藤島[3]の分類がある（**表1**）．

　嚥下リハは，食物を用いない基礎訓練と食物を用いる摂食訓練に分けられる．基礎訓練は意識障害や重度の嚥下障害のある患者にも適応があり，摂食訓練前に行われる．その際，嚥下反射を誘発するためにのどのアイスマッサージが行われ，凍らせたアイス綿棒などを使用して，舌や口蓋弓，軟口蓋などを数回触れることで嚥下反射を促す．鼻咽頭腔閉鎖不全患者や呼吸機能が低下している患者にはブローイング（Blowing）訓練を行う．これは水の入ったコップにストローを入れ，そのストローをくわえて息を吐き出させるもので，「長く吹く」「一気に吹く」の2通りの方法がある．口腔器官の運動訓練では，介助運動，自動運動，抵抗運動などを患者の運動機能に合わせて行う．食道入口の輪状咽頭筋を開きやすくするためには，喉頭挙上を強化することを目的とした頭部挙上訓練（shaker訓練）は有効であるとされ，盛んに行われるようになっている．また，喉頭閉鎖の強化や呼吸と嚥下パターンを整えることを目的として，息こらえ嚥下訓練も行われる．一方，摂食訓練では食物形態の選択と

摂食姿勢の決定が重要となる．嚥下機能の改善に合わせて段階的に食物形態の難易度を上げていく．重度の嚥下障害患者ではゼラチンゼリーやペースト食が選ばれる．普通液体の嚥下や固形物の咀嚼・嚥下は最も難しい．摂食姿勢は重要で，ベッドを30～45°ギャジアップすることで頸部屈曲が安全な姿勢になるといわれる．麻痺がある時は，麻痺側を上にした側臥位をとらせたり，麻痺側へ頸部を回旋すると，咽頭残留が減少することが多い．ただし，左半側空間無視がある患者では左へ頸部を回旋すると，摂食が困難となる患者もいるので注意を要する．いずれにしろVF検査やVE検査での評価を参考に進めることになる．

　嚥下障害の改善には一般的に嚥下関連器官だけでなく，呼吸や体幹機能の向上，さらに注意や意欲などの向上も必要とする．嚥下リハ以外のリハアプローチとともに良好な栄養状態に保つことが必要で，経口摂取量が少ない場合には経腸栄養などの代替栄養法も行われるべきである．まずは嚥下機能改善の予後判定を行ったうえで，代替栄養法の胃瘻造設や間欠的経管栄養法を選択することが望ましい．老人の肺炎の大部分が誤嚥性肺炎で，その多くが夜間に口腔内容物を誤嚥して発生するという報告がある[1]．また，薬物投与による嚥下反射の改善または悪化の報告も多い．誤嚥性肺炎を予防するためには食事形態や食事姿勢のみならず，食後の座位，口腔ケアの指導や投薬を含めた包括的な取り組みが必要であると考える．

文　献

1) Teramoto S, et al：Decision-making for safe feeding after stroke. *Lancet* **356**：1352, 2000
2) 才藤栄一，他：摂触・嚥下障害に対するリハビリテーションの適応．臨床リハ　**9**：857-863, 2000
3) 藤島一郎：嚥下障害のチームアプローチとその実際．臨床栄養　**96**：238-243, 2000

〔川北慎一郎〕

10 がんとリハビリテーション

> ### エッセンス
>
> 2006年に制定された「がん対策基本法」において基本的施策として，がん患者の療養生活における質の維持向上が，国・地方自治体の責務であることが明確にされた．しかし，日本のがん医療は治癒を目指した治療からQOLを重視したケアまで切れ目のない支援をするという点で，まだ不十分である．がん患者は，がんの進行や治療の過程でさまざまな機能障害をきたし，ADLの制限，QOLの低下をきたす．それぞれの障害・問題に対して二次的障害を予防し，機能やADLの維持・改善を目的に行うリハ，またどんな状況でもQOL向上をあきらめないリハの必要性は，今後さらに増大していくと予想される．

がん患者へのリハの関わり方は，がん自体による局所・全身の影響，治療の副作用，臥床や悪液質に伴う身体障害に大きく左右される．リハはがんに対する治療と並行して行われるので，担当治療科の主治医，病棟スタッフと十分なコミュニケーションをとり，情報の共有化を図ることが大切である．

2010年4月から「がんのリハビリテーション」が診療報酬で認められるようになった．がんリハの研修を受けた病院では，がんのリハチームをつくり主治医や病棟の看護師，薬剤師，栄養士と協力してがん患者のリハを進めている．また，「緩和ケアチーム」とも協力してリハを行い，痛みのある患者に対しても情報を共有して，できる限り患者のQOLを上げるように努めている．さらに，装具の処

表1　がんのリハビリテーションの分類（Dietzの分類）（文献1）より引用

1. 予防的（preventive）リハビリテーション
    がんと診断された後，早期に開始されるもので，手術，放射線治療，化学療法の前もしくは後すぐに施行される．機能障害はまだないが，その予防を目的とする
2. 回復的（restorative）リハビリテーション
    治療されたが残存する機能や能力をもった患者に対して，最大限の機能回復を目指した包括的訓練を意味する．機能障害，能力低下の存在する患者に対して，最大限の機能回復を図る
3. 維持的（supportive）リハビリテーション
    がんが増大しつつあり，機能障害，能力低下が進行しつつある患者に対して，すばやく効果的な手段（例えば，自助具やセルフケアのコツの指導など）により，セルフケアの能力や移動能力を増加させる．また，拘縮，筋萎縮，筋力低下，褥瘡のような廃用を予防することも含まれる
4. 緩和的（palliative）リハビリテーション
    終末期のがん患者に対して，そのニーズを尊重しながら，身体的，精神的，社会的にもQOLの高い生活が送れるようにすることを目的とし，温熱，低周波治療，ポジショニング，呼吸介助，リラクセーション，各種自助具・補装具の使用などにより，疼痛，呼吸困難，浮腫などの症状緩和や拘縮，褥瘡の予防などを図る

方や，安全な嚥下を可能にするためのリハを外来でがん治療を受けている患者に対して行っている．以下に，がん患者のリハについて，よくある質問を述べる．

■ がんのリハビリテーションとは

　欧米では，がん治療における医学的リハが導入されたのは1970年代ごろで，予防的，回復的，維持的および緩和的リハの大きく4つの段階に分けることができる（**表1**）．近年，がんは半数以上が治るようになってきた．がんの治療を終えた，あるいは治療を続けている人が1999年では298万人，そして2015年では533万人となり，がんは「不治の病」から「共存する病」となった．日本では2006年に「がん対策基本法」が制定され，基本的施策としてがんの予防および早期発見・研究の推進などと並んで，専門的な知識および技能を有する医師，その他の医療従事者の育成，医療機関の整備など，がん患者の療養生活の質の維持向上を行うことが，国や地方公共団

表2　がんのリハビリテーションの対象となる障害の種類（文献2）より改変引用）

がんそのものによる障害
1）がんの直接的影響 　　　・骨転移（長管骨）による病的骨折 　　　・脳腫瘍（脳転移）に伴う片麻痺，失語症など 　　　・脊髄・脊椎腫瘍（脊髄・脊椎転移）に伴う四肢麻痺，対麻痺 　　　・腫瘍の直接浸潤による神経障害 　2）がんの間接的影響（遠隔効果） 　　　・がん性末梢神経炎，悪性腫瘍随伴症候群（小脳性運動失調，筋炎など）

主に治療の過程において起こりうる障害
1）全身性機能低下，廃用症候群 　　　・化学療法，放射線療法，造血幹細胞移植後 　2）手術 　　　・骨・軟部腫瘍術後（患肢温存術後，四肢切断術後） 　　　・乳がん術後の肩関節拘縮，乳がん・子宮がん手術後のリンパ浮腫 　　　・頭頸部がん術後の嚥下・構音障害，発声障害 　　　・頸部リンパ節郭清後の僧帽筋麻痺（副神経の障害） 　　　・開胸・開腹術後の呼吸器合併症 　3）化学療法・放射線療法 　　　・末梢神経障害，横断性脊髄炎，腕神経叢麻痺，嚥下障害など

体などの責務であると明確にされた．そのため，がんに伴う障害の軽減，運動機能低下や生活機能低下の予防・改善は，リハの主要な治療対象の一つになりつつある（**表2**）．脳卒中などのリハと違うところはタイムリミットがあること，骨折などのリスクが高いことで，そのためリハ科専門医の医学的な状況判断とリハ効果判断による計画設定が必要となる．

緩和ケアにおけるリハビリテーションとは

　緩和ケアにおけるリハの目的は，余命の長さにかかわらず，患者とその家族の要望を十分に把握したうえで，その時期におけるできる限り可能な最高のADLを実現することである．がん患者は強力な化学療法や全身照射に伴う副作用および合併症により，廃用症候群に陥りやすくなる．遠隔病棟で入院期間も長期にわたるため，抑うつや孤立感を生じることから，それらの予防を目的とした訓練プ

ログラムが必要である．柔軟体操や軽負荷での抵抗運動，自転車エルゴメータまたは散歩のような有酸素運動を取り入れ，体調に合わせて実施する必要がある．がんの治療中の全身持久力トレーニングは，筋力，持久力などの筋骨格系機能および心肺系機能を改善させ，患者の活動性やQOLの向上にもよい影響を及ぼすという研究結果が多く報告されている．リハは自己コントロール感や自立心を増進させ，不安や恐怖心をも軽減する可能性をもつといえる．特に終末期のがん患者に対しては，そのニーズを尊重しながら症状緩和や廃用予防，創作活動などを通じてQOLの向上を目的とする．そこには，残存能力と補完的手段によるADL維持も含まれ，「達成感」や「楽しみ」など心理的維持，さらには家族のサポートも行うことが重要である．

文 献

1) Dietz JH：Rehabilitation of the cancer patients. *Med Clin North Am* **53**：607-624, 1969
2) 辻　哲也：悪性腫瘍（がん）．千野直一（編）：現代リハビリテーション医学 第3版．金原出版，2009, pp 493-505

〔影近謙治〕

11 介護予防とリハビリテーション

エッセンス

　近年，介護不要な「健康長寿」のための介護予防教室が各地で行われている．内容は，主に転倒予防，ロコモティブシンドローム対策の下肢体操や認知症予防の脳トレーニングなどである．ただし，認知症予防には週3回の有酸素運動のエビデンスが豊富であるにもかかわらず，エビデンスの乏しい脳トレーニングが主に行われている．また，実際の健康長寿者は各自工夫した体操を行っており，加えてそれぞれに楽しいと思う活動を積極的に行っていることが多く，集団で同じ活動を行うよりは各人独自の意欲的な活動が最も大切であると思われる．

　死亡原因の上位は，がん，心疾患，脳血管疾患，肺炎などである．しかし，要介護状態の原因の上位はこれとは違い，脳血管疾患，認知症，転倒骨折，骨関節疾患などとなっている．また近年，特に認知症の比率が高くなっているようである．介護保険制度が実施され10年以上になるが，軽度介護者の大幅な増加とサービスを利用している高齢者の介護度の悪化を踏まえて，「健康長寿」「介護予防」がさらに重視されてきている．

　まず要介護状態になった時には，適切で十分なリハを受け，できるだけADLの自立を促すことが前提であることはいうまでもない．必要なリハ後に，必要な介護サービスと継続的な自立支援サービスが提供されるべきである．要介護となる原因に沿った高齢者リハとして，「脳卒中モデル」「認知症モデル」「廃用症候群モデル」が

表1　歩行と認知症（文献1, 2）より引用）

- ホノルルの運動可能な男性（71〜93歳，2,257人）を対象に6年間の1日の歩行距離と認知症の発症を追跡調査：歩行と認知症発症に明確なエビデンス
- ボストンの女性（70〜81歳，18,766人）を対象に身体活動度（主に歩行）と認知機能を2年間追跡調査：身体活動と認知機能には明確な相関を確認

シアトル，ピッツバーグ，カナダからも同様の報告がある

表2　運動とアルツハイマー病（文献3, 4）より引用）

- 運動マウスで，アルツハイマーの原因となるアミロイドベータ蛋白（神経細胞を破壊）の分解酵素である，ネプリライシンが2倍に増えた
- 1,449人を20年追跡し，週2回以上・20分以上の有酸素運動でアルツハイマー病のリスク1から0.38と減少した

有酸素運動が，認知症予防に対して明確な効果があることは証明

想定され取り組まれている．人間の体は使わなければ，あらゆる機能が低下することがわかってきたが，特に高齢者はこの「廃用症候群」に容易に陥る．一般的に高齢者は身体や精神のみでなく，社会的立場からも不活動に陥りやすい状況にあるからである．健康関連体力として，筋力，柔軟性，持久力が重視される．活動の基礎となる体力は心肺持久力や筋持久力であるといわれ，高齢者の体力のうち筋力はバランス能力に比べ比較的に鍛えやすく，衰えにくいことも知られている．このため，下肢の筋力訓練，転倒予防教室，パワーリハなどが盛んに行われている．また，認知症予防にはエビデンスのある週2〜3回の有酸素運動の習慣よりも，いわゆる「脳トレーニング」が行われることが多い（**表1, 2**）．いずれにしろ介護予防において大切なことは，どのような活動をするかではなく，個々の高齢者が，それぞれ地域社会との関わりを保ち，楽しいと感じられる活動意欲を持ち続けることが最も重要であると考える（**図1**）．

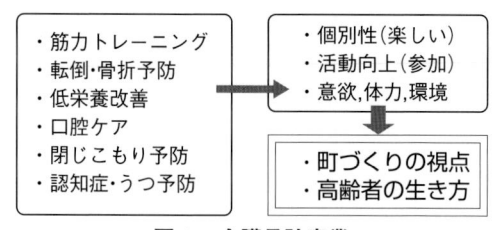

```
┌─────────────────┐    ┌─────────────────┐
│・筋力トレーニング │    │・個別性(楽しい) │
│・転倒・骨折予防   │──▶ │・活動向上(参加) │
│・低栄養改善      │    │・意欲,体力,環境  │
│・口腔ケア        │    └────────┬────────┘
│・閉じこもり予防   │             ▼
│・認知症・うつ予防 │    ┌─────────────────┐
│                 │    │・町づくりの視点  │
│                 │    │・高齢者の生き方  │
└─────────────────┘    └─────────────────┘
```

図1　介護予防事業

文　献

1) Abbott RD, et al：Walking and dementia in physically capable elderly men. JAMA **292**：1447-1453, 2004
2) Weuve J, et al：Physical activity, including walking, and cognitive function in older women. JAMA **292**：1454-1461, 2004
3) Lazarov O, et al：Environmental enrichment reduces Abeta levels and amyloid deposition in transgenic mice. Cell **120**：701-713, 2005
4) Rovio S, et al：Leisure-time physical activity at midlife and the risk of dementia and Alzheimer's disease. Lancet Neurol **4**：705-711, 2005

〔川北慎一郎〕

第3章

障害別リハビリテーション

A. 脳・神経・脳血管障害

1 中枢性麻痺評価に徒手筋力検査は問題あり!?

● エッセンスとピットフォール

　脳神経外科・神経内科では，今でも中枢性麻痺を徒手筋力検査（MMT：Manual Muscle Testing）で評価することが多い．しかし，MMT は末梢性麻痺を量的に評価するための検査であり，中枢性麻痺は共同運動などの影響を受けるため MMT での評価では矛盾が生じる．例えば，麻痺下肢の膝関節を屈曲させると足関節背屈筋力は MMT 4 なのに，膝関節を伸展させると足関節背屈筋力が MMT 1 という評価となり矛盾が生じる．よって，中枢性麻痺ではブルンストロームステージ（Brs：Brunnstrom stage）に代表される質的評価も行うことが必須である．

■ 症　例

　脳出血で右片麻痺をきたした患者を受け持った研修医 G 君は，麻痺の評価に対して，MMT で右上肢近位筋 3，遠位筋 2，右下肢近位筋 4，遠位筋 1 と記載した．実際，筆者がこの患者を診察してみると，Brs では右上肢ステージⅣ，右手指ステージⅢ，右下肢ステージⅣであった．右手指は伸展できないが，屈曲筋力は強く握力も 6 kg であった．また，右下肢では膝関節を伸展した時の足関節背屈筋力は MMT 1 であったが，右膝関節を屈曲した時の足関節背屈筋力は MMT 4 と変化した．つまり，近位筋の収縮の影響を受けない末梢性麻痺では麻痺筋力を量的に MMT で評価できるが，近位筋の収縮状態により筋力が影響される中枢性麻痺では，MMT では麻痺筋

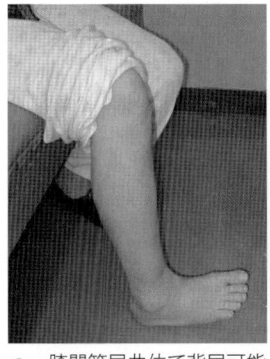

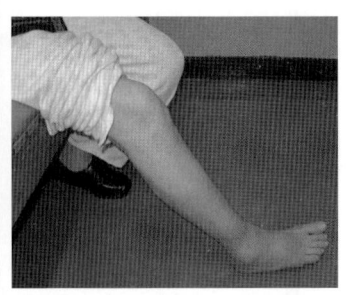

a. 膝関節屈曲位で背屈可能　　b. 膝関節伸展位では背屈困難

図1　共同運動パターン

表1　ブルンストロームステージ（Brs）（文献1）より引用）

ステージⅠ：随意運動なし
ステージⅡ：痙性の出現，わずかな基本的な屈曲・伸展共同運動の出現
ステージⅢ：痙性が著明，四肢に随意運動が出現するが，すべて共同運動のパターン
ステージⅣ：共同運動からの逸脱で，分離運動が可能となり始める
ステージⅤ：痙性が減少，共同運動から随意運動が選択的または独立的にできる
ステージⅥ：分離運動が完全にできる

力を正しく評価できないことがわかる（**図1**）．

■考　察

　末梢性麻痺が量的変化であるのに対して，中枢性麻痺では質的変化が起こるので，これを評価しなくてはいけない．これは弛緩性麻痺と痙性麻痺という違いではない．完全麻痺から最初に回復するのは，連合反応（上肢・下肢の麻痺対側性連合反応と，同側の上肢と下肢の間で起こる同側性連合反応がある）などの下位（脊髄性）運動支配機構に属する現象で，ついで徐々に原始的共同運動（上肢・下肢とも屈筋共同運動，伸筋共同運動あり）が出現し回復に向かう．このステージでは各筋を個別に独立して動かすことができず，屈筋パターンまたは伸筋パターンのいずれかに沿って共同してしか動かせない．これは末梢性麻痺ではありえないことで，症例のような膝

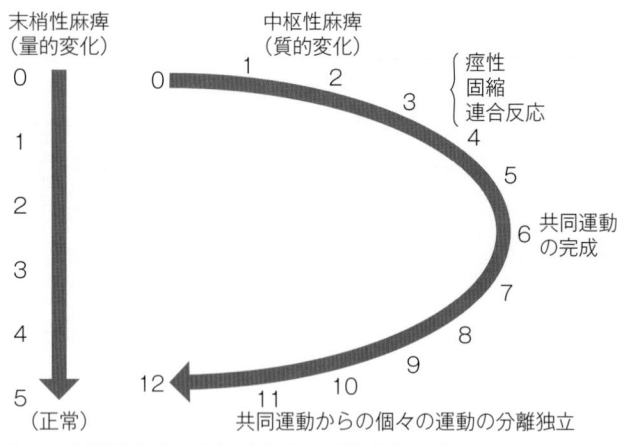

図2 末梢性麻痺と中枢性麻痺の回復過程の差（文献2）より引用）

関節屈曲・伸展で足の筋力が変化するようなことが発生する．したがって，Brs（**表1**）などで評価しなければならない．また，中枢性麻痺では共同運動完成後に，皮質性運動支配機構の影響力の回復が起これば，共同運動から分離独立が進み，最後にスピードも正常化してほぼ完全な回復に至るとされる（**図2**）．

文 献

1) Brunnstrom S：Movement Therapy in Hemiplegia. Hayer & Row Publishers, New York, 1970
2) 上田 敏：目でみるリハビリテーション医学 第2版. 東京大学出版会, 1994, p16

〔川北慎一郎〕

A．脳・神経・脳血管障害

2　単麻痺患者の診断は慎重に

● エッセンスとピットフォール

　麻痺が上肢や下肢に限局しているからといって，その病巣を脊髄や末梢神経と限定すべきではない．さらに脊髄のMRIに所見があっても，症状の原因とは限らず，大脳皮質や末梢神経由来の麻痺であることもある．診断には，病歴や臨床所見を最重視して，画像所見を参考とすべきであり，さらに針筋電図が鑑別に必須である場合もある．

■ 症　例

　70歳代の女性で，1年前から腰部脊柱管狭窄症による右下肢のしびれと歩行障害で近くの整形外科医院へ通院投薬中であった．急激に右下肢の麻痺が進行し，歩行ができなくなり当院整形外科へ紹介された．1年前の腰椎MRIよりも腰部脊柱管狭窄症はやや進行しており，L4/5に椎間板ヘルニアの増悪所見もみられた．そこで腰椎の手術が計画され，術前のリハのためにリハ科へ紹介された．患者は右下肢のみの単麻痺であり，知覚低下も軽度みられたが，疼痛はなかった．また，腱反射がやや亢進しており，若干共同運動パターンのために，分離運動が不十分であった．そのため脳卒中を疑い，頭部MRIを撮影したところ図1のような左前大脳動脈領域に限局した新鮮脳梗塞を認めた．手術はいったん中止となり，抗血小板薬が追加された．約2カ月間のリハ後，短下肢装具（AFO：Ankle-Foot Orthosis）を付けての屋内外の杖歩行自立となり退院した（図2）．

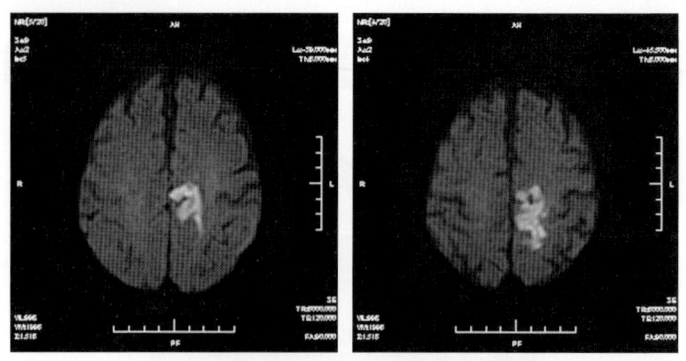

図1 頭部MRI（左前大脳動脈領域梗塞）

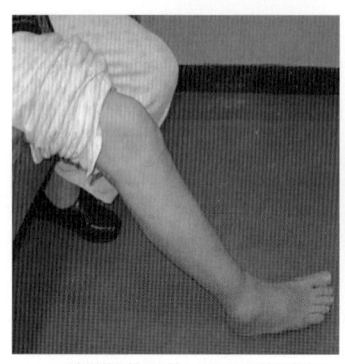

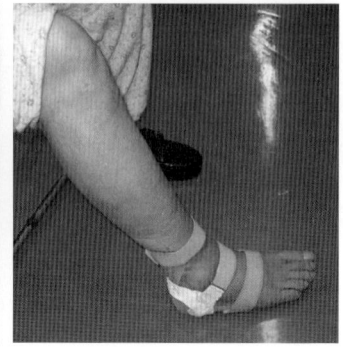

a. 膝関節伸展位では足関節背屈制限
b. オルトップタイプAFOを処方

図2 症例の下肢症状と処方した短下肢装具（AFO）

■考　察

　単麻痺は四肢のうち一肢だけが麻痺する場合で，神経根や末梢神経などの下位運動ニューロンの障害によるものが多い．しかし脊髄の髄節症状として現れることもあれば，まれに大脳皮質運動野の局在的病変（もっとまれに，内包や脳幹の部分障害でもありうる）で起こることもある．最も重要なのは，発症は急性か緩徐な進行であったか，痛みはどうであったかなどの病歴の確認であり，次に重要なのは麻痺の範囲や筋緊張の有無，分離運動が可能かなどの麻痺の質的評価，他の神経学的所見の有無などの診察所見である．決してこ

れらを行わずに，先入観念と画像所見だけで病巣を決定すべきではない．また，これらを省略して否定のための検査として必須ではない画像検査をとりすぎることも問題である．つまり，病歴と臨床所見から病巣確認のために必要な画像検査を依頼すべきである．症例のように腰部脊柱管狭窄症が原因と考えられた麻痺が脳卒中であったことは，上肢でも下肢でもみられる．また，脊髄性麻痺と考えられた症例が末梢性麻痺であったり，末梢性麻痺と診断された症例が，その後，実は脊髄性麻痺だったり，脳卒中だったりすることもある．画像所見は，しばしば臨床症状と乖離していることがある．したがって，これらの症例の多くは画像所見のみでは誤診を避けることは困難である．病歴をしっかり確認し，麻痺の範囲や性質，知覚障害などの臨床所見を再確認したうえで画像所見をみることによって，誤診は減少すると思われる．なお，脊髄性麻痺と末梢性障害の鑑別には針筋電図（普通，リハ科でも実施している）が役立つのに，検査依頼が少ないのは残念である．しかしそれでも確定診断が困難な例は存在し，経過をみることで診断に至る場合もある．いずれにしろ症状をしっかり聞いて，しっかりみることが診療の基本であると考える．

〔川北慎一郎〕

A. 脳・神経・脳血管障害

3 顔面神経麻痺の誤った治療に注意

● エッセンスとピットフォール

　顔面神経麻痺は珍しくない疾患であり，内科，脳神経外科，神経内科，耳鼻科，麻酔科など，複数の科で治療されている．急性期のステロイド投与以外に有効な治療のエビデンスは少ないが，大部分の症例で予後は悪くない．リハについては，しばしば誤った手技がとられているようである．リハで重要なことは，まず予後判定を行うことと，ゆっくりとした顔面の分離運動，適切な顔面筋の伸張マッサージを指導することである．急性期の筋力強化訓練や低周波電気刺激は，病的共同運動を引き起こしやすいので，行うべきではないリハ治療である．

■ 症　例

　50歳代の糖尿病を既往にもつ患者が，感冒様症状を示した2日後に急に右顔面神経麻痺をきたし，近くの病院へ受診後，紹介で当院の神経内科に入院となった．右耳たぶに疼痛を伴う小発疹もみられ，ラムゼイ・ハント症候群と診断された．糖尿病コントロールのもと数日間の抗ウイルス薬と2週間のステロイド投与が行われた後，リハとして低周波治療の依頼があった．なお，顔面麻痺の評価として行った柳原法は14点で，片目つぶりや口笛は不可能であった．すでに2週間経過していたので，予後予測のために顔面神経を刺激して顔面筋（口輪筋，鼻筋，眼輪筋）の複合筋活動電位（CMAP：Compound Muscle Action Potential）を測定し，左右の振幅を比較

表1 2週後のENoGと機能予後 (文献1)より改変引用)

	病態	回復時期	病的共同運動 (16週)
ENoG≧40%	脱髄	4週 治癒	−
ENoG<40% ≧10%	脱神経 (±〜＋＋)	10〜20週 軽快	±〜＋＋
ENoG<10%	脱神経 (＋＋＋)	20週以降 軽減	＋＋＋

した．左と比べた右顔面筋CMAPの振幅比であるENoG (Electroneurography) は約30％であった．脱神経は軽度であり，ほぼ完治するが3〜4カ月かかると予想された．また，顔面筋4カ所での筋伸張マッサージを実施・指導し，病的共同運動予防のために強力・粗大・対称的な随意運動を回避するようにも指導した．外来で週1回の経過観察を行い，8週間後では柳原法で26点，14週間後では38点となりほぼ治癒した．

■考 察

顔面神経麻痺は，発症率の高い疾患であるが，その治療に対するエビデンスは多くなく，いまだに一定の治療がされているとは言い難い．大部分の症例は後遺症なく治癒するため，リハに対する誤解も多く，さまざまな治療手技がとられているのが現状であると思われる．通常，症状が完治しない「後遺症が残った」顔面神経麻痺では，「ひょっとこの顔」になってしまう．最重症で「ひょっとこの顔」が避けられない症例もまれに存在するが，多くはリハアプローチが間違っていたために「ひょっとこの顔」になったのではと感じている．発症2週後のEMoGが機能予後のおおよその目安となる．つまり，EMoGが40％以上の症例では神経の脱髄が主であり，脱神経があまりないので約1カ月で完全治癒する例が多い．ところが，EMoGが10％以下の症例では脱神経が主であり，完全回復は困難で，軽減にも約1年を要する場合もある．しかし，これは全体の10％以下である．半数以上はその中間型であり，これらの脱神経が存在

表2 発症10〜14日後のENoGと柳原法点数

治癒期間 例数（平均年齢）	ENoG			柳原法点数
	10%未満	10〜40%	40%以上	
3〜8週 19例（50歳）	0	8	11	14
8〜24週 24例（58歳）	3	20	1	12
24週以上 7例（61歳）	1	5	1	11
計50例	4	33	13	13

表3 急性期の基本的アプローチ（文献1)より引用）

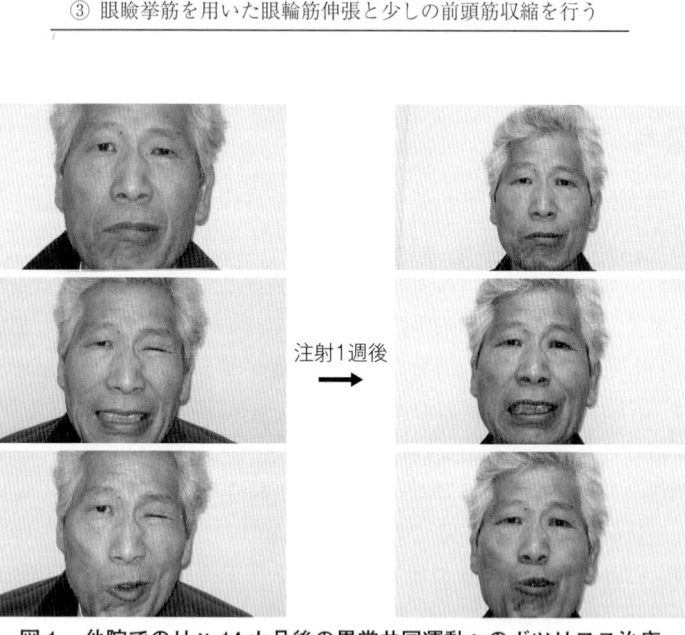

① 強力・粗大・対称的な随意運動を回避する
② 徹底した筋伸張マッサージを実施する
③ 眼瞼挙筋を用いた眼輪筋伸張と少しの前頭筋収縮を行う

注射1週後
→

図1 他院でのリハ14カ月後の異常共同運動へのボツリヌス治療

する症例のリハアプローチが重要となる（**表1**）．当院で経験した最近の50例の予後を示す（**表2**）．症例で示したような急性期の基本的アプローチ（**表3**）により，後遺症の原因となる神経断裂線維の迷入再生を予防軽減できるとされる．間違っても，迷入再生を促進する低周波電気刺激は行ってはならない．6カ月以降に病的共同運動や顔面拘縮が合併した時には，最近ではボツリヌス注射後の再教育（再訓練）が勧められており，当院でも良好な結果が得られている（**図1**）．

文　献

1) 栢森良二：顔面神経麻痺のリハビリテーション．医歯薬出版, 2010

〔川北慎一郎〕

A. 脳・神経・脳血管障害

4 高次脳機能障害の患者には退院後の支援を

> ● エッセンスとピットフォール
>
> 　脳卒中や頭部外傷後に麻痺などの運動障害がなく，歩行や日常生活動作（ADL：Activities of Daily Living）が自立している場合は，一般に専門的リハの必要性はないと判断されることが多い．しかし，高次脳機能障害のために IADL（Instrumental ADL）に制限が生じ，職場復帰が困難となる時には，退院後も継続したリハアプローチや支援が必要である．職場や職業センター，また精神科医とも連携し，職場復帰や診断書作成などの社会的支援も配慮されるべきである．

■ 症　例

　40歳代の男性で，不整脈のため循環器内科へ通院し，投薬治療中であった．職場で突然倒れ，某病院へ入院した．そこでは右中大脳動脈領域の心原性脳梗塞と診断され，保存的加療後，同院でリハを受けた．当初から麻痺はみられず，歩行は自立していた．リハ評価では軽度左半側空間無視，注意障害，着衣失行などを指摘されたが，ADLは問題なかったため約2カ月で退院となった．主治医（循環器内科医）からは，1カ月に1回の投薬通院のみの指示を受けた．そして，1カ月間の自宅療養後に職場復帰することになった．ところが，職場ではパソコンの入力がおかしい，プレゼンテーションがおかしい，人間関係がうまくとれないなど問題が多々あり，会社側は産業医に相談した．産業医は集中力低下のためと考え，事務職からの配

置換えを提案した．また，某病院に再評価を依頼したが，高次脳機能障害は改善しており，今後フォロー検査も必要ないという答えであった．その後，産業医と本人が相談し，半日勤務ということになった．しかし，スタッフ1人をつけて業務を支援しても，仕事が覚えられず，休職となった．産業医と患者の妻が相談した結果，発症10カ月で当院リハ科への紹介となり，高次脳機能を再評価した〔ウェクスラー成人知能検査改訂版，日本版リバーミード行動記憶検査，日本版ウェクスラー記憶検査，三宅式記銘力検査，Trail Making Test, Paced Auditory Serial Addition Task, BIT行動性無視検査日本版，コース立方体，ウィスコンシンカード分類課題（Keio Version），遂行機能障害症候群の行動評価日本版など〕．左半側空間無視，注意障害は改善し，知能検査も正常であったが，軽度の記憶障害と遂行機能障害を認めた．このごろは自信もなくし，職場復帰はあきらめているようであった．そこで担当した作業療法士の指導のもと，家族が同乗して自動車の運転を開始したところ，自信を取り戻し，再び職場復帰の意欲をもつようになった．同じ失敗を繰り返さないために，県の高次脳機能障害支援センターと県職業支援センターへ連絡して支援を依頼した．その後，会社の担当者やリハスタッフも交えて職場復帰の検討会を開催した．その結果，しばらくの間は県職業支援センターからジョブコーチ付きで職場復帰することになった．患者の妻は依然として将来への不安が強かったので，リハ科で高次脳機能障害による障害者手帳の診断書を作成した．そして，さらに必要なら精神科とも協力して障害年金（精神保健）作成も可能であることを説明した．その後はなんとか職場復帰を果たしているとのことである．

■考 察

2004年に行政的高次脳機能障害診断基準が新しく作成され，記憶障害，注意障害，遂行機能障害，社会的行動障害が医学的高次脳機能障害に加わった（図1）．しかし一般には，その内容などの認知は進んでおらず，若年患者の社会復帰を妨げる原因の一つになっていると思われる．症例のように，急性期病院での高次脳機能障害の対

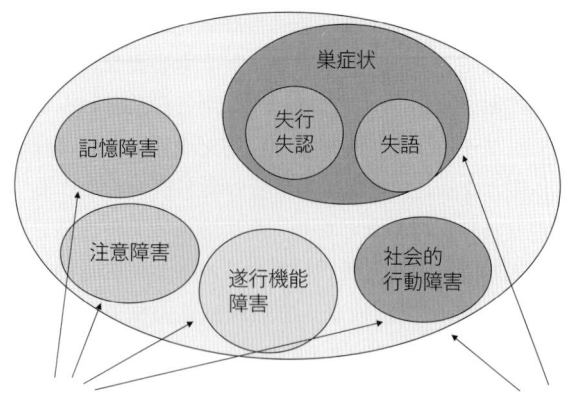

図1 高次脳機能障害の種類

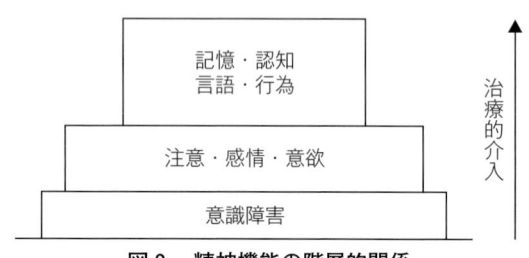

図2 精神機能の階層的関係

応にも格差が生じていると感じる．リハ科専門医や臨床心理士の不足もあり，高次脳機能評価がどこでも適切に行われているとはいえない現状もある．急性期に高次脳機能障害を評価するには，まず階層的なアプローチが必要になる（**図2**）．つまり，意識障害や重度注意障害があれば，記憶や失語の検査は正確にはできない．また注意や記憶，失語などの評価やアプローチは比較的に確立されてきているが，その他の高次脳機能障害の評価やアプローチは，いまだ確立されているとはいえない．さらに退院後のIADL障害の対応や就業支援および関係部署との連携などの経験も少なく，どのように指導や支援を行ったらよいのかわからない病院も多い．当院でも十分とはいえない現状を実感している．また，最近まで障害者認定のための手帳や年金診断書作成は，精神科医でないとできなかったことも

あり，社会的支援自体も遅れている．

　このような現状を踏まえ，麻痺のない ADL が自立している高次脳機能障害者の外来フォローはリハ科が行うことも多いので，各種専門機関との連携をさらに深めねばならないと考えている．

〔川北慎一郎〕

A. 脳・神経・脳血管障害

5 意欲低下患者に必要な鑑別とは

● エッセンスとピットフォール

　脳卒中後の患者では，いわゆる脳卒中後のうつ病（PSD：Post-Stroke Depression）が高率にみられ，しばしば投薬加療を要する．また，転倒による骨折をした認知症の患者でも，認知機能低下に随伴した意欲低下やうつはよくみられる症状である．このような症状は，疼痛を難治性にするだけでなく，睡眠障害や基本的 ADL（摂食，排泄，基本動作など）に悪影響を及ぼし，またそれらを改善しようとするリハ訓練の大きな阻害因子となる．その投薬治療には，しばしば選択的セロトニン再取り込み阻害薬（SSRI：Selective Serotonin Reuptake Inhibitors）などの抗うつ薬が使用されるが，病態や症状の分析なしでの投薬は無効なことも多く，脳血管性認知症が主か，アルツハイマー型認知症が主か，狭義のうつが主か，アパシーが主か，などの分析が必要である．

■ 症　例

　83 歳の女性で，転倒後の腰痛で入院した．腰椎圧迫骨折を疑ったが，MRI では骨折はなく，腰部脊柱管狭窄症がみられた．また間欠性跛行もあり，両足のしびれが残存したため，腰椎後方椎体間固定術が施行され，術後リハが依頼された．歩行器での介助歩行は可能だったが，ワイドベースで，やや小刻み歩行であった．はっきりした四肢の麻痺はなかったが，両下肢や体幹に筋力低下がみられた．

排泄はポータブルトイレを使用しており，見守りで可能であった．下肢のしびれは軽減していたが，腰痛は持続しており訴えも強かった．また食事量は少なく，リハ訓練の拒否がみられるようになった．主治医より，うつ状態との判断でSSRIが投与されたが，大きな変化はなかった．しだいに排泄動作も緩慢になり，失禁もみられるようになったため，リハ科再診となった．改定長谷川式簡易知能評価スケール（HDS-R：Hasegawa's Dementia Scale-Revised）は20点，やる気スコア（アパシースケール）は18点（16点以上でアパシー），SDS（Self-rating Depression Scale）は37点（40点以上でうつ）であった．また，頭部CTの所見では脳萎縮は軽度であったが，両側基底核に多発性のラクナ梗塞を認めた．そのため脳血管性認知症によるアパシーが主と診断し，SSRIを中止してもらい，アマンタジン塩酸塩100mgの朝1回投与を開始した．投薬開始5日目には，食事やリハ訓練の意欲が明らかに向上し，10日目には歩行器でのトイレ歩行が見守りで再びできるようになった．その後，家屋調整，介護保険サービス調整を行い，トイレ歩行自立状態となったため退院した．

考 察

PSDの頻度は，時期や評価方法により異なるが15～60％と報告されている．特に右麻痺で失語症を伴う場合に高頻度にみられることはよく知られている．ADLの向上とともに頻度は減少し，投薬が必要となるものは脳卒中全体の10％に満たないかもしれない．しかし，うつ状態のためにリハによる効果が著明にでる時期に意欲的なリハができないことの影響は大きいと思われ，悪循環をきたし，その結果として難治性疼痛やADL低下をきたすことは問題である．最近，副作用の少なさからSSRIがよく使用されるようになったが，このような時の疼痛にはSSRIよりはセロトニン・ノルアドレナリン再取り込み阻害薬（SNRI：Serotonin Noradrenaline Reuptake Inhibitor）がより効果的である．またうつというよりは，アパシーと考えるべき例も多くみられ，その場合は抗うつ薬ではなく，アマンタジン塩酸塩などが有効となる．小林[1]は，脳卒中後にうつ病とアパシーがどのように認められるかをSDSとやる気スコアを用い

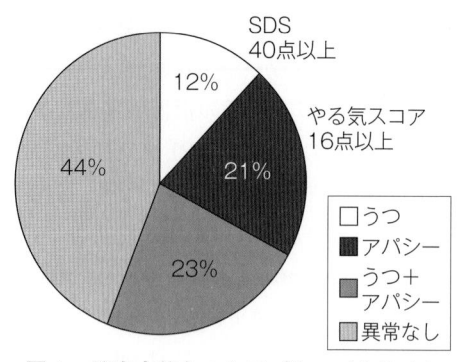

図1 脳卒中後うつとアパシー(文献1)より引用)

- うつ: 12%
- アパシー: 21%
- うつ＋アパシー: 23%
- 異常なし: 44%

SDS 40点以上
やる気スコア 16点以上

表1 治療薬(文献1)より改変引用)

セロトニン系	SSRI, SNRI
アセチルコリン系	ドネペジル塩酸塩, ニセルゴリン
ドーパミン系	アマンタジン塩酸塩, 釣藤散

アパシーでは有意に前頭葉の血流低下, 基底核の多発性脳梗塞, 脳室周囲白質軟化症, リハの予後の悪化を確認

て調べている. その結果, 23%に両方が, 21%にアパシーが, 12%にうつがみられたとし, アパシーのほうがよりリハ阻害因子となりやすいと報告している (**図1**). また脳の損傷部位として, アパシーは両側基底核損傷と, うつは左前頭葉と関係が深いとされる. その神経基盤も, うつでは主にノルアドレナリンやセロトニン作動性ニューロンが関与し, アパシーでは主にドーパミン作動性ニューロンが関与するとされる (**表1**). 認知症においても脳血管性認知症の場合には, アパシーが主であることが多いので, 画像や症状を評価して, 適切に投薬治療すべきである.

文 献

1) 小林祥泰:脳卒中後アパシー. 神経心理学 **27**:220-226, 2011

〔川北慎一郎〕

A. 脳・神経・脳血管障害

6 視床症候群の失調には2種類が混在する

● エッセンスとピットフォール

　視床は多くの視床核からなり，さまざまな脳部位と回路をもっているため，障害されると多彩な症状を示す．運動障害の一つである運動麻痺は，主に近接する内包の損傷により発生するが，それに加えて腹側核の障害により，表在感覚障害，感覚性失調（深部感覚路障害），小脳性失調（小脳路障害）が加わり，複雑となっていることが多い．つまり，視床性失調には感覚性失調だけでなく，小脳性失調が混在していることがある．その解剖学的機序を理解するとともに，動作時に視覚的フィードバックが有効かどうかを確認することが必要である．

■ 症　例

　65歳の女性で，視床出血による軽度右麻痺で救急入院し，保存的加療が行われた．入院3日目にベッドサイドからのリハ依頼があった．右片麻痺は軽度であり，右上肢・下肢ともにバレーテストは陽性で，分離運動も可能なレベルであった．右上肢・下肢の表在感覚および深部感覚には低下がみられ，巧緻運動も障害され，ジスメトリー（dysmetry）や企図振戦などの失調症状がみられた．この失調症状は，開眼より閉眼で明らかに増強する特徴が観察された．また，右半側空間無視や自発語の減少，換語困難などの症状もみられた．見守り歩行は可能であったが，右半側空間無視と感覚性失調の影響から右足を適切に振り出すことが困難なため，歩行器を使っても安

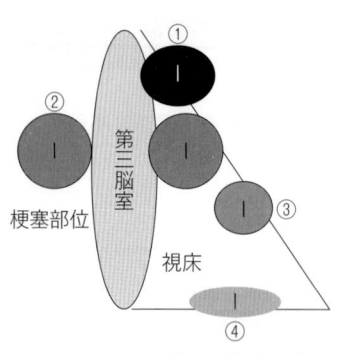

①視床隆起動脈
（tuberothalamic artery）

②傍正中視床動脈
（paramedian thalamic artery）

③視床膝状体動脈
（thalamogeniculate artery）

④後脈絡叢動脈
（posterior choroidal artery）

図1　視床の梗塞（文献1）より改変引用）

全の確保は不十分であった．2カ月の回復期リハ施行後，右半側空間無視や換語困難はほぼ改善し，表在感覚・深部感覚の低下も軽減した．この時点では症状として自発語の減少傾向と右上肢・下肢に閉眼で増強しない小脳性失調の残存がみられたが，独歩見守りとなったため，リハでは階段などの応用歩行訓練や入浴訓練を追加した．その後，家屋評価を行い，トイレや廊下，浴室への手すりを付けて，入院4カ月で退院となった．

■考　察

視床は4本の血管からの灌流を受けているが，視床出血も視床梗塞も，主に視床膝状体動脈の破綻により発生する．それぞれの血管の閉塞によるラクナ梗塞では，障害部位のさまざまな症状を示す（**図1**）．示す症状は障害部位に存在する核が回路をつくり，つながっている多くの脳部位に依存している．例えば，Papez回路やYakovlev回路に含まれる視床前核や背内側核の損傷では記憶の障害をきたす．出血や梗塞が右視床内側部へ損傷が広がると，右頭頂葉への投射と関連して，左半側空間無視や左半側身体無視が出現する．一方，左視床では腹側核や内側核などへの損傷が及ぶと失語様症状が出現するといわれる．視床症候群の運動障害といえば，内包病変を伴う失調性麻痺を示すことが多い．この時の失調は，表在感覚・深部感覚の低下を伴う感覚性失調を意味することが多い．しかし，解

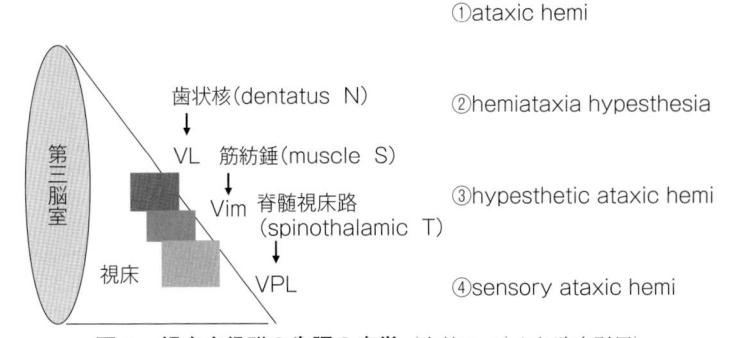

図2 視床症候群の失調の病巣（文献2, 3）より改変引用）
VL：外側腹側核, Vim：外側中間腹側核, VPL：後外側腹側核

図中ラベル：
- 第三脳室
- 歯状核(dentatus N)
- VL 筋紡錘(muscle S)
- Vim 脊髄視床路(spinothalamic T)
- 視床 VPL
- ①ataxic hemi
- ②hemiataxia hypesthesia
- ③hypesthetic ataxic hemi
- ④sensory ataxic hemi

剖学的な回路の独立性や，実際に失調が小脳性であることもあり，① ataxic hemi, ② hemiataxia hypesthesia, ③ hypesthetic ataxic hemi, ④ sensory ataxic hemi というように，さまざまに分類されている[3]（**図2**）．また，症例のように初めは表在感覚の低下や感覚性失調，麻痺を示した視床外側腹側核病変は，病巣の縮小，症状の軽減とともに小脳性失調に変化することが多いことも指摘されている[3]．このことは，リハ訓練やADL場面で視覚的フィードバックが利用できるかどうかに関わるので重要であると考える．

文献

1) Bogousslavsky J, et al：Thalamic infarcts：clinical syndromes, etiology, and prognosis. *Neurology* **38**：837-848, 1988
2) Peter D（著），花北順哉（訳）：神経局在診断．文光堂，1980
3) Melo TP, et al：Thalamic ataxia. *J Neurol* **239**；331-337，1992

〔川北慎一郎〕

A. 脳・神経・脳血管障害

7 麻痺側上肢の疼痛治療は包括的に

エッセンスとピットフォール

　脳卒中片麻痺患者の回復期リハ中には，麻痺側上肢の肩痛がしばしばみられる．局所への湿布処置や非ステロイド消炎鎮痛薬の内服投与，および疼痛のある肩関節内への局所麻痺剤注射という選択肢だけで治療され，治療に行き詰まっていることも多い．関節などの局所へのアプローチだけでなく，反射性交感神経ジストロフィー（RSD：Reflex Sympathetic Dystrophy）の概念や病態に基づいた治療戦略をとることが必要であり，早期からリハ訓練やADL上の工夫だけでなく，温冷交代浴や星状神経節ブロック，抗うつ薬〔セロトニン・ノルアドレナリン再取り込み阻害薬（SNRI）〕，ワクシニアウイルス接種家兎炎症皮膚抽出液（ノイロトロピン®）投与などの複合的・戦略的アプローチが必要である．

■ 症　例

　60歳代の男性で，突然，左片麻痺をきたし救急入院し，アテローム血栓性脳梗塞と診断された．1週間の点滴加療と抗血小板薬の内服投与が開始され，発症後21日目にリハ目的で当院の回復期リハ病棟へ転院してきた．左片麻痺のブルンストロームステージ（Brs）は上肢ステージⅣ，手指ステージⅡ，下肢ステージⅢで，中等度の左上肢・下肢の表在感覚・深部感覚の低下，軽度の左半側空間無視と左半側身体無視がみられた．端座位，起き上がりは可能であった

が，立位は見守り，移乗は軽介助が必要であった．食事は自立し，排泄のコントロールもよかった．そこで，屋内歩行自立と入浴，階段は除くADL自立を退院目標として，3カ月間の回復期リハを開始した．1カ月後に移乗は自立し，車いすでのトイレ排泄も自立できた．また，歩行は4脚杖と短下肢装具を使用して，見守りで50m可能となった．このころより左肩に運動時痛と左手に浮腫がみられるようになったため，主治医は整形外科へ紹介した．そこでは鎮痛薬と湿布の処方と肩関節内注射が行われたが，疼痛は軽減せず，安静時痛や浮腫，熱感の増悪がみられ，リハ科へ再診依頼された．リハ科では本症例をRSDと考え，ADL上での左肩関節の安静位の指導，関節可動域訓練を制限する指示とともに，左星状神経節への低出力レーザー照射とノイロトロピン®の内服投与を開始した．2週間後には浮腫は軽減し，安静時痛も軽快した．非ステロイド消炎鎮痛薬は継続したが，夜間の不眠と疼痛悪化，軽度うつ傾向がみられたため，SNRIを追加投与した．さらに2週間後には疼痛や浮腫はほぼ改善し，杖歩行も自立したため，リハ計画どおりに入院3カ月での退院となった．退院時にはノイロトロピン®のみ継続投与とした．

◼ 考 察

肩および上肢，手指の疼痛と運動障害ならびに浮腫，熱感などの血管運動障害を伴ったいわゆる肩手症候群は，脳血管障害などの後遺症として古くから知られていた．1948年にSteinbrocker[2]は肩手症候群の病態として交感神経の関与を指摘し，RSDの一種であることが多いとした．そしてこの考えは，その後，多数の自律神経障害の客観的評価により一般的に認知されてきた．しかし，実際に脳血管障害による片麻痺患者において発症しても，一般的な肩関節痛と同様な対応のみで終わっていることも多い．本症状は麻痺側上肢の約20％に発症し，脳血管障害発症から1～4カ月（特に2～3カ月）に多いといわれる．

発症すれば早期に診断し，早期に対応することが大切である．ベッド上での麻痺側上肢を無視した基本動作やリハ場面での過剰な関節可動域訓練がきっかけで発症することも多く，疼痛からうつ傾向と

なり，うつ傾向から疼痛過敏という悪循環に陥る頻度も高い．したがって，まず誘因となったADLやリハ訓練で，麻痺側上肢を愛護的に扱うことから始め，温熱や経皮的末梢神経電気刺激（TENS：Transcutaneous Electrical Nerve Stimulation），温冷交代浴などの物理療法から治療を開始する．軽快が不十分な時は非ステロイド消炎鎮痛薬のみでなく，抗うつ薬（多くはSNRI）やノイロトロピン®の内服投与，星状神経節ブロック（最近はレーザー照射で代用）を行う．これにより，ほとんどの例で軽減が認められる．さらに難治性の例には，短期間の副腎皮質ステロイド投与やエルカトニン注射などを使用することもある．それでも軽減せず，いわゆるRSDの2期，3期へと進行するものもまれにみられる．いずれにしろ，早期から複合的・戦略的アプローチを考えて取り組むべき病態であると考える．

文 献

1) 中西亮二, 他：RSDのリハビリテーション．臨床リハ **2**：881-905, 1993
2) Steinbrocker O：The shoulder-hand syndrome；associated painful homolateral disability of the shoulder and hand with swelling and atrophy of the hand. *Am J Med* **3**：402-407, 1947

〔川北慎一郎〕

A．脳・神経・脳血管障害

8　長下肢装具の治療的意義

● エッセンスとピットフォール

　下肢装具は，症状が固定した段階での「能力障害」に用いるという考えだけでなく，ときには歩行訓練やADL自立訓練のための治療手段として用いるという考えも必要である．そのためには訓練室に各種の下肢装具を常備し，積極的に活用していくことが重要となる．特に長下肢装具は，短下肢装具に比べて継続的に必要な場合は少ないが，適応を考えたうえで，症例によっては歩行訓練用の治療用装具として処方されるべきである．

■症　例

　50歳代の女性で，右片麻痺と失語症を突然きたし，近くの救急病院へ入院した．CTで左視床出血と診断され，保存的急性期治療とリハが開始された．右片麻痺のブルンストロームステージ（Brs）は上肢・下肢ともにステージⅢで，右上肢・下肢には表在感覚・深部感覚の重度低下がみられ，軽度の右半側空間無視および中等度の運動性失語症も認められた．入院1週間後には，左手でスプーンを使用して食事は自立し，尿意を感じて介助を受けるためのナースコールも可能になった．しかし，基本動作の改善は悪く，1カ月経過して座位は可能となったが，依然立位バランスは悪く，右麻痺下肢の膝折れもあり，移乗も全介助のままであった．リハ訓練室での立位バランス訓練は行われていたが，病棟では日中2人介助によりポータ

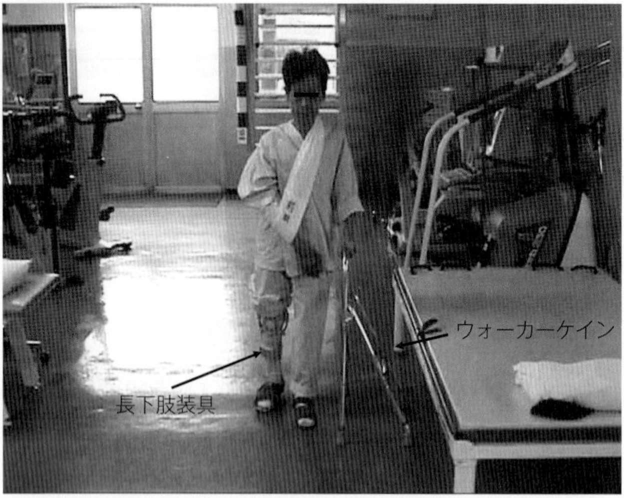

図1 治療用装具や歩行補助具を早期から利用しての歩行訓練

(図中ラベル:長下肢装具,ウォーカーケイン)

ブルトイレで排泄介助が行われ,夜間はオムツが使用されていた.若年でもあり,本人の希望により発症1カ月半で当院の回復期リハ病棟へ転院してきた.前病院でのリハ報告にあるように,歩行訓練やADL訓練が困難であった.そこで,治療用の長下肢装具の適応と考え,転院後にすぐ処方した.長下肢装具を付けることで,歩行訓練の介助量が軽減し,歩行訓練時間や距離の延長が可能となり,1カ月後には見守りで歩行が可能になった(**図1**).また,病棟でも日中は長下肢装具を付けることで,つかまり立ちが安定し,看護師1人でも移乗介助できるようになったため,車いすでトイレに連れて行けるようになった.さらに,1カ月後には病棟でも長下肢装具を付けて,見守りでのトイレ歩行が可能となった.このころより長下肢装具の膝の輪留めをアンロックしても膝折れしなくなったため,訓練室で歩行訓練をする時には長下肢装具から短下肢装具に変更した.さらに1カ月後には短下肢装具と杖で,病棟などの屋内歩行は自立した.転院から5カ月後には屋外歩行も自立したため退院し,外来での通院リハとなった.

■ 考　察

　下肢装具は主に脳卒中などの下肢麻痺患者の歩行安定性向上のために，比較的症状が固定した段階で処方されることが多い．しかし歩行訓練だけでなく，ADL自立訓練のために必要な治療手段と考えて早期に導入すると効果があるのに使用されていないことが多いと感じる．回復期リハ病棟が普及しているにもかかわらず，訓練室での「できるADL」を病棟での「しているADL」として活用できない理由の一つになっていることもある．また，プラスチック短下肢装具を処方する場合でも，種類が多いうえ，急性期では患者の状態が変化するために処方が遅れがちになる．そのことが，病棟で取り組まれるべきADL訓練の開始を遅らせ，十分に取り組めない原因となることもみられる．その対策のためにも，訓練室に病棟でも活用できる短下肢装具を十分に揃えておくことが必要である．また急性期に長下肢装具を処方しても，完成に時間がかかるとあまり使用することなく短下肢装具に切り替えることもあり，処方がためらわれることもある．しかし，適応を考えて必要な患者には長下肢装具も処方されるべきである．重度の麻痺に加えて，感覚障害と高次脳機能障害（半側空間無視や，失語症など）があり，しかも比較的若年者では，歩行が自立するには4〜6カ月ほど要することが多い．このような患者では介助量を減らし，積極的な歩行訓練やADL訓練をする機会を増やすためにも，早期に長下肢装具を処方している．そしてほとんどの例で，歩行獲得後には短下肢装具に切り替えている．装具処方は決してお任せではなく，医師（リハ科専門医）の積極的関与と，治療用としての選択という視点も重要であると考える．

〔川北慎一郎〕

A. 脳・神経・脳血管障害

9 短下肢装具は多種多様

> **エッセンスとピットフォール**
>
> 麻痺側下肢への装具（特に短下肢装具）にはさまざまな種類があるが，適切な時期に適切に選択され，使用されなければならない．実際に選択する時には，処方者の個人的な好みが反映されるのはしかたがないとしても，基本的な適合は正しく判断されるべきである．例えば，弛緩性の下垂足では，軟性の短下肢装具を中心に処方されるべきである．一般的に痙縮のある尖足では，足関節の自動運動の有無や痙縮の程度，歩行時の足趾関節の痙縮および疼痛などにより種々の短下肢装具が調整・選択される．しかし，最近はボツリヌス療法も可能となったので，痙縮コントロールと組み合わせた短下肢装具の選択も考慮すべきである．

症 例

50歳代の女性で，小児期に発熱後（脳炎の診断），下肢に強い右片麻痺をきたした．30歳代後半から右下肢を引きずるようになり，40歳の時に近くの整形外科で下肢装具（支柱付き短下肢装具）を処方され，数回作製してきた．しだいに内反の増強と装具装着時の下肢痛が強くなり，当初はリハ希望で当科受診した．右麻痺はブルンストロームステージ（Brs）で上肢・手指はステージⅥ，下肢はステージⅢで内反と槌趾が強く，装具を付けないと歩行困難であった．しかし，装具を付けての歩行中も外顆や足趾に疼痛がみられ，屋外歩

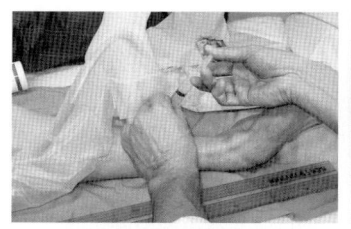

a．長趾屈筋・後脛骨筋へのボツリヌス療法　　b．長母趾屈筋へのボツリヌス療法

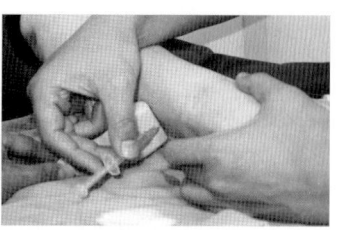

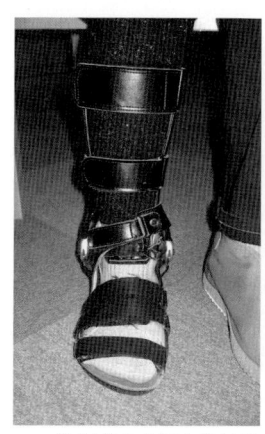

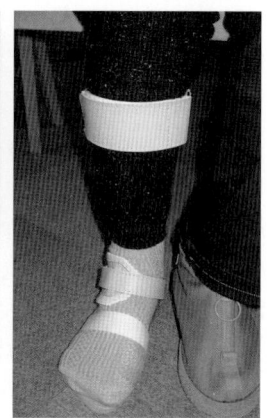

c．注射前の金属支柱付き下肢装具　　d．注射後のプラスチック下肢装具

図1　エコーガイドによるボツリヌス療法と装具の変更

行をしなくなりつつあった．当科でボツリヌス療法を行っていることを知り，自分から痙縮治療を希望された．説明と承諾後，エコーガイド下で，ボトックス注射を長母趾屈筋と長趾屈筋に25単位，後脛骨筋に50単位，両腓腹筋へ25単位，ヒラメ筋へ50単位注射し，さらに新しい短下肢装具を処方した（**図1**）．そして，ボツリヌス療法1週間後から新しい短下肢装具で歩行してもらったところ，歩行時の疼痛は消失し，歩行速度も著明に向上，屋外歩行も再開できるようになった．装具は以前よりは軽量となり，履き心地もよく，さまざまな靴も履けるようになったと満足され，外来リハに通院中である．

■考察

　慢性期に使用される下肢装具の役割は，歩行の安定性向上と下肢の変形予防などが大きな目的である．片麻痺患者の下肢に処方され，使用される短下肢装具にはさまざまな種類がある．例えば，両下肢金属支柱付き短下肢装具は，内反や尖足などの痙縮が強い時に矯正への対応力がよく，背屈・底屈などの足関節の制動性のコントロールがしやすいため好んで処方されてきた．しかし重量が重く，外観がよくないとか，屋内で靴が脱げないことも多いという欠点もあった．そのため，最近は好んでプラスチック型短下肢装具が処方されるようになった．このタイプは基本的に継手がなく，プラスチックのたわみによって多少の可動性をもたせることができる．また，足関節の可動性や背屈補助を可能にする継手付きプラスチック型短下肢装具もいろいろ開発されている．安定性や強度，外観や機能などすべてに満足するような装具は，なかなかないのが当然であり，患者個々の症状や希望に合わせて作製されるべきである．しかし，最近では麻痺上下肢痙縮の治療にボツリヌス療法が保険適用（身体障害手帳1，2級保持者では医療費控除あり）となったため，痙縮をコントロールしたうえで適合する下肢装具を選択することも可能となった．そのためほとんどの症例において，なんとかプラスチック型短下肢装具で対応できるようになったのではないかと感じている．ボツリヌス療法の効果は永続するものではないので，適切なリハを継続し，痙縮治療やリハを併用して装具の適合を維持することも今まで以上に重要であると考える．

〔川北慎一郎〕

A. 脳・神経・脳血管障害

10 発症6カ月以降の麻痺の改善困難は本当か？

● エッセンスとピットフォール

　片麻痺患者において，実用手を獲得できるのは全体の20〜30％であり，半数は廃用手となるといわれてきた．また，発症6カ月以降に麻痺などの機能障害を改善させることは困難であるとされてきた．そのため非麻痺側による代償が強調され，麻痺側の上肢機能回復へのアプローチは必ずしも十分ではなかった．近年，CI療法，治療的電気刺激（TES：Therapeutic Electrical Stimulation），訓練ロボット療法，反復経頭蓋磁気刺激法（rTMS：Repetitive Transcranial Magnetic Stimulation），ボツリヌス療法など，さまざまなアプローチが報告され，その有効性も示されてきている．

■症　例

　60歳代後半の男性で，2年前に脳梗塞による左麻痺で入院し，保存的加療を受け，約3カ月の入院リハ後に退院した．左片麻痺のブルンストロームステージ（Brs）は上肢ステージⅣ，手指ステージⅢ，下肢ステージⅣで，左上肢は廃用手だが，入浴以外のADLは自立していた．歩行は屋内は独歩可能だが，屋外はプラスチック型短下肢装具と杖を使用しての自立であった．当院のリハ科で上肢のTESを行っていることを知り，希望して受診してきた．手指の拘縮はなく，総指伸筋のTESでの反応はよかったので，TESと手背屈装具を貸し出し，4週間のHANDS（Hybrid Assistive Nueromus-

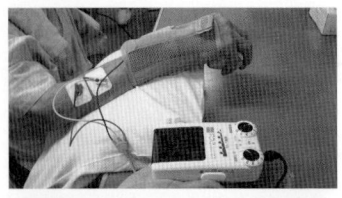

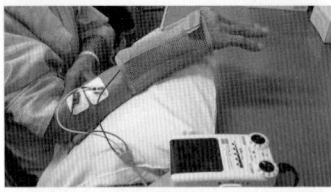

- 麻痺筋から導出した筋活動をトリガーとして電気刺激が行われるパワーアシストタイプの機器であり，片麻痺上肢の機能改善効果に対してエビデンスが出た
- 最近では筋電信号量に比例して電気刺激を加えるよう開発され，より随意運動再教育効果が増している（パワーアシストモード）
- 装着・操作が容易で，誤作動なく長時間の使用が可能であることが特徴である（手関節装具併用）

図1 装具併用パワーアシスト電気刺激療法（文献3）より改変引用）

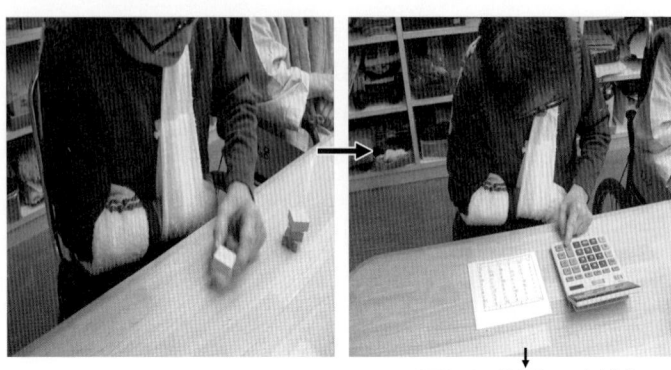

ADLでの使用につなげる
(transfer package)

図2 CI療法（非麻痺側手の抑制および麻痺側手の強制使用）
麻痺側手の段階的使用（shaping）が重要となる

cular Dynamic Stimulation）療法（**図1**）を行ったところ，左手指のBrsはステージⅢからステージⅣへと改善した．また，握力は0 kgが6 kgと改善した．しかし，左手の使用時に手指屈筋の痙縮が目立つようになったため，左麻痺側手の手根屈筋と手指屈筋の4筋へそれぞれボトックス注射50単位を施行した．注射1週間後には左手指の伸展がしやすくなり，補助手として使用できるようになった．そこでさらなる左手機能向上のために，2週間入院して集中的な手のリハ（CI療法：**図2**）を行うことにした．その結果，左手機能は

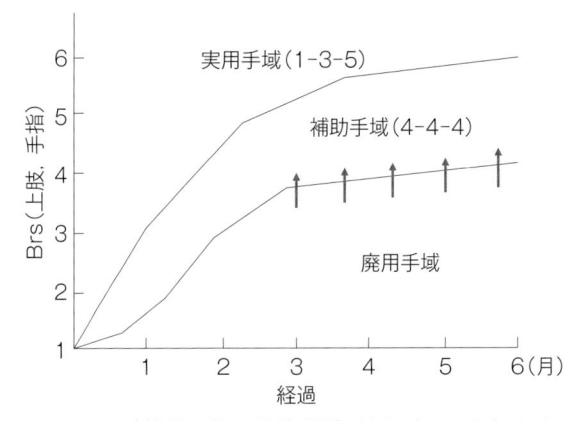

図3 上肢機能回復の予後予測（文献4）より改変引用）

さらに向上し，食事や更衣などで使用が可能となった．現在は外来通院中であるが，さらに少しずつ補助手としての能力向上がみられている（図3）．

考　察

　適切なリハが施行されれば，片麻痺患者の60～70%は歩行自立に至るが，実用手を獲得できる割合は低い．主な理由は，上肢が下肢よりも重度の麻痺をきたしやすいことや，上肢の運動は歩行に比べ複雑であること，加えて装具での代償も下肢のようには容易ではないことなどによる．近年，脳の可塑性が証明され，大脳皮質の一部が破壊されても脳内ネットワークの再構築により，損傷を免れた他の部位が損傷された部位の役割を代行する能力が明らかになった．そして，脳損傷後の四肢（特に上肢）の機能回復における learned non use（学習された不使用）の存在が Taub ら[1]により指摘され，また Wolf ら[2]には非麻痺側上肢を拘束することにより麻痺側上肢の強制使用を促す，いわゆる CI 療法が提唱され，その後エビデンスのある治療法として認知されるに至っている．さらに可塑性の変化をもたらす介入として，最近さまざまなアプローチが報告されるようになった．TES は従来から筋の再教育を目的に使用されていたが，最近の方法では麻痺側肢の筋活動をトリガーとして電気刺激を

行うことにより,他動的な刺激よりも脳機能再構築への効果が高いと考えられている.さらに手関節固定装具を組み合わせることにより,痙縮などがコントロールされ,より改善効果が増すとの報告もあり,当院でも取り入れている.また,まだ保険適用とはなっていないが,rTMSにより麻痺などの障害された部位の機能改善が増幅されることもわかってきており,方法が確立すれば近い将来は保険治療として取り入れられると思われる.その他,新しいアプローチとして経頭蓋直流電気刺激(tDCS:Transcranial Direct Current Stimulation)や訓練ロボット療法,BMI(Brain Machine Interface)なども実用化に向け研究が進んでいる.特に上肢機能障害への新たなアプローチが次々と報告されており,症例のように実際の慢性期患者においての効果も確認されている.今後は代償的な手段による能力低下の改善だけでなく,今まで以上に機能障害にも適切なアプローチを行う必要が出てきたといえる.

文 献

1) Taub E, et al : Somatosensory deafferentation research with monkeys : Implications for rehabilitation medicine. Ince LP (ed) : Behavioral Psychology in Rehabilitation Medicine. Williams & Wilkins, Philadelphia, 1980, pp371-401
2) Wolf SL, et al : Forced use of hemiplegic upper extremities to reverse the effect of learned nonuse among chronic stroke and head-injured patients. *Exp Neurol* **104** : 125-132, 1989
3) Fujiwara T, et al : Motor improvement and corticospinal modulation induced by hybrid assistive neuromuscular dynamic stimulation (HANDS) therapy in patients with chronic stroke. Neurorehabil Neural Repair **23** : 125-132, 2009
4) 斉藤廷男:上肢の機能回復の予後は.福井圀彦,他(編):脳卒中最前線.医歯薬出版,1987,pp122-124

〔川北慎一郎〕

A. 脳・神経・脳血管障害

11 パーキンソン病患者に最適な歩行

● エッセンスとピットフォール

パーキンソン病は廃用症候群をきたしやすいので，入院治療後のADL低下予防としてリハ依頼されることが多い．しかし進行性疾患のため，歩行障害そのものの対応としてリハが依頼されることは少ない．確かに進行性の歩行障害を改善するよい手段がないことも多い．しかし，転倒リスクが高くなった時に車いす使用ではなく，歩行補助具の使用や視覚的・聴覚的手がかりを取り入れた歩行訓練が効果を示す例も多いので試すべきである．

■症 例

74歳の女性で，7年前からパーキンソン病と診断されて当院の神経内科で投薬中であった．1年前から，小刻み歩行やすくみ足が悪化し歩行障害が進行したため，ドロキシドパの投薬増量となったが改善せず，転倒することも多くなり，夫の希望でリハ科外来を受診した．常に夫の見守りで生活していたが，最近では移動に車いすを使用することも増えているとのことであった．屋内の平地歩行は可能だが，立ち止まって方向転換しようとすると，すくみ足のためまったく足が出なくなる状態であった．屋外は車いすを夫が押して移動していた．すくみ足の対策として，号令をかけるとすぐ足が出たので，夫に「1, 2」「1, 2」と号令をかけるよう指導したところ，それに合わせてスムーズに歩行することが可能となった．また屋外では，

荷台に荷物を入れたりしてやや重くした歩行車を使用しての歩行を指導したところ，見守りではあるが車いすを使用せず，転倒もなく屋外歩行が可能となった．さらに家の廊下には手すりがあったが，床に白いテープを貼ってもらうことにより，号令がなくても一人でトイレ歩行ができるようになった[1]．

考 察

　パーキンソン病は有病率の高い神経疾患であるが，脳卒中のようにリハの介入による改善が劇的ではなく，積極的にリハが行われているとは思われない．さらに経過も進行性であることから，入院後の能力低下へのリハ依頼はあっても機能障害へのリハ依頼は少ない．治療は，主に薬物療法が年齢や症状の進行に合わせて行われており，リハについてはエビデンスも乏しいのが現状である．しかし，パーキンソン病の早期からの生活指導やリハ訓練が，転倒予防などに有効である例もしばしば経験する．特にすくみ足が悪化した患者に対して，深呼吸および号令や音楽または線など，聴覚的・視覚的手がかりを導入することで，歩行困難が著明に改善する例は多い．また，呼吸訓練や摂食指導を早めに行うことも有効であることが多く，介護者を含めた多面的な指導を行うことが重要である．歩行障害が進行した場合の歩行補助具の使用も，画一的な対応では問題解決は困難である．例えば，T字型杖をうまく利用する患者は少ないが，すくみ足対策としてL字型の持ち手を利用するなど，杖を工夫して使用することにより歩行が可能となることも多い[2]．また，ブレーキ付き歩行車が有効な患者は多いが，動作緩慢などでブレーキが適切に使えない場合や突進現象が強くなり転倒する場合もあり，固定式歩行器以外に安全に使用できない患者もみられる．この場合にも歩行車の重量を重くすることで，有効に使用できることもある[3]．このように個々の症状や環境に応じた最も有効な歩行補助具の選択や工夫が必要である．また見守る家族がいる場合には，さらに選択も多くなるのでよく相談し，検討することが必要である．

文　献

1) 中馬孝容：すくみ足歩行のリハビリテーション．神経内科　**73**：554-559，2010
2) 井上尚英：パーキンソン病のすくみ足に対するL字型杖の試行．神経内科　**57**：372，2002
3) 井上尚英：パーキンソン病の歩行障害に対する歩行車の有用性．神経内科　**48**：307，1998

〔川北慎一郎〕

A. 脳・神経・脳血管障害

12 他人の手徴候にリハビリテーションは効果あり!?

● エッセンスとピットフォール

他人の手徴候とは，手が自身の意思に逆らって動く行為を示す症候で，主に前頭葉内側面の障害で起こる．これは行為の遂行への抑制に異常が生じているとされ，拮抗失行，道具の強迫的使用，狭義の他人の手徴候，本能性把握反応，運動性保続などに分類される．脳卒中後の潜在的他人の手徴候は，麻痺の改善に伴って出現し，さらなる改善によって変化するので，強く現れている時には，積極的にその手を使わないようにする工夫も必要である．

■ 症 例

59歳の女性で，10年ほど前から心房細動のため近くの病院にて経過観察されていた．突然，左下肢に脱力をきたし，脳塞栓の診断を受けた．保存的加療を終了し，発症16日目にリハ目的で当科へ転院してきた．MRIでは右前頭葉内側面，帯状回，補足運動野および脳梁前部に脳梗塞を認めた．3D-CTでは右前大脳動脈に完全閉塞も確認された．転院時の意識は清明で，精神機能に異常はみられなかった．左麻痺のブルンストロームステージ（Brs）は上肢・手指はステージⅢ，下肢はステージⅡであった．知覚は表在および深部とも左下肢で軽度低下していた．この時点では，食事は右手で自立していたが，起き上がり，移乗には介助が必要であった．リハ入院1カ月後には，左麻痺が改善（上肢・手指のBrsはステージⅤ，下肢

はステージⅢ）し，車いすへの移乗やポータブルトイレの使用が見守りで可能となった．そこで，左下肢のプラスチック型短下肢装具を作製し，歩行訓練も積極的に開始することにした．しかし，このころより左手に意思に反する強制把握や探り，もてあそび行為が出現し，さらに左手のみに観念運動失行や触覚性失名詞が認められた．そして，左手が食事行為の邪魔になる動きをとったり，平行棒内での歩行訓練中に左手が平行棒をつかんで離せないという異常行為が問題となった．そのため，食事中は左手をテーブルの下に固定したり，歩行訓練では平行棒を使用せずに4脚杖での介助歩行訓練に変更したりするなどで対応することにした．入院2カ月後にはトイレ歩行が自立したが，左手のもてあそび行為は消失しなかった．しかし，入院3カ月後には上肢・手指のBrsがステージⅥに改善し，意思により左手のもてあそびや把握をコントロールすることが可能となった．入浴や屋外歩行だけでなく家事訓練も実施し，すべてのADLが自立したため入院4カ月目に退院となった．

考　察

他人の手徴候とは，一方の手が意思による統制から外れて動き，もう一方の意思に従う手や言葉に表現された患者の意思との間に解離が生じた状態をいう．次の①〜⑤に分類され，⑥と⑦を含むこともある．

①拮抗失行：企画された右手の運動に誘発された左手が，意思に従わず非協力的，逆目的に動く現象．

②道具の強迫的使用：右手が眼前の物を意思に反して強迫的に使用してしまい，左手が意思を反映し，この運動を抑える反対運動をする現象．右手の強制把握を伴う．

③狭義の他人の手徴候：左手が意思に反して不随意にまとまりのある運動や，もてあそび行為を起こす．右手は穏やかな反対運動がみられ，止めるためには右手が左手を抑制しなければならない．

④本能性把握反応：手掌への静的刺激により誘発される緩徐な把握運動をいう．

⑤運動性保続:単純な動作を不随意に反復し,意図的に止められない状態をいう.
⑥使用行為:目の前に置かれた物を使用することは道具の強迫的使用と同様だが,左手は反対動作ではなく右手と協調的動作をする.
⑦書字過多:目の前に置かれた筆記道具をみると,意思に無関係に書字行為をする.左手での反対行為はない.

また,それぞれの障害部位は以下であるとされる.
①両側帯状回+脳梁(膝部,体部).
②左側帯状回+補足運動野+脳梁(膝部).
③右側帯状回+補足運動野+脳梁(膝部,体部).
④対側帯状回+補足運動野.
⑤対側帯状回+補足運動野.
⑥両側帯状回.
⑦両側帯状回.

本症例は典型的な狭義の他人の手徴候であったが,麻痺の改善に伴って脳梁離断症状がよくなり,また意思により手の動きが制御できるようになった.そして,他人の手徴候が強く現れている時期には,積極的にその手を使わないよう工夫することでADLが向上した印象的な症例であった.

文 献

1) 森 悦郎,他:Alien hand sign. 鳥居方策(編):精神科MOOK 29 神経心理学.金原出版,1993, pp153-161

〔川北慎一郎〕

A. 脳・神経・脳血管障害

13 クモ膜下出血でもリハゴール予測は可能⁉

● エッセンスとピットフォール

　脳動脈瘤破裂によるクモ膜下出血（SAH：Subarachnoid hemorrhage）は，脳内出血や脳梗塞と同じく脳血管障害の一つとされるが，リハゴールの予測に関しては脳内出血や脳梗塞とまったく同じように考えることはできない．SAH は発症時の一次的脳障害のほか，発症直後から亜急性期まで，さまざまな時期に発生する水頭症や 4〜14 日後に発生する脳血管攣縮により二次的脳障害を重複することがあり，発症から数週間で病状が変動的かつ複雑になるからである．このことが，SAH 患者の急性期におけるゴール予測を難しくしている．しかし，リハ医療は帰結を推察し前方視的に治療立案することが原則である．いくら病態が不安定といえども，より早期により妥当なゴールを予測することは，最短で効率的なリハを実施するために重要である．

　SAH 患者の短期ゴール（発症 90 日の ADL 自立介助）については，急性期では発症時と発症約 4 週時におよその予測が可能である．有用な予測因子は，①発症時（0〜1 日）の WFNS（World Federation of Neurosurgical Societies）の重症度分類と H & K（Hunt & Kosnik）の重症度分類，②発症 2〜8 週（14〜56 日）における排泄コントロールや意識レベルの推移，運動麻痺の有無，画像所見（頭部 CT での低吸収域の有無）である．

発症時(0〜1日)のゴール予測

この時点でわかる医療情報としては,SAHの重症度,発症部位(破裂動脈瘤の部位),年齢,性別,初期治療の内容,既往歴,生活歴などである.SAHの重症度分類は,WFNSの重症度分類とH&Kの重症度分類が標準的である.

これらのパラメータが将来の生活像や障害像と関連するならば,SAH発症時(0〜1日)のリハゴール予測もある程度は可能ということになる.ここでは,SAHの重症度と発症部位の2つのパラメータについて将来像との関連性を分析した結果があるので紹介する.ただし,ここでの将来像とはSAH発症90日経過した時点での在宅生活におけるADL自立度である〔BI(Barthel Index)の85点以上と80点以下のいずれか〕.

分析対象は1989年から2002年にSAHを初発した患者141例(男性51例,女性90例)で,平均61.0±11.2歳(36〜89歳),初期治療は開頭クリッピング術115例,血管内治療18例,保存的治療8例であった.水頭症の治療コントロールが不良であった例は分析対象から除外したが,脳血管攣縮や手術に伴って急性期に脳梗塞および脳内血腫を二次的に生じたものは対象に含めた.発症14日までに脳血管攣縮は45%にみられたが,症候性(一過性含む)であったのはそのうちの27%(全体の12%)であった.なお,発症90日においてBI 85点以上の割合は68%(96例),BI 80点以下は32%(45例)であった.

1. クモ膜下出血の重症度と自立度

BI 85点以上の割合は,WFNSの重症度分類ではグレードⅠ,Ⅱ,Ⅲ,Ⅳ,Ⅴの順に88%,80%,75%,48%,29%(図1),H&Kの重症度分類ではグレードⅠ,Ⅱ,Ⅲ,Ⅳ,Ⅴの順に84%,88%,74%,46%,9%(図2)であった.おおまかではあるが,WFNSの重症度分類のグレードⅠ〜ⅢないしH&Kの重症度分類グレードⅠ〜Ⅲであれば,発症90日にBI 85以上である可能性が高いと予測できる.なお,WFNSの重症度分類とH&Kの重症度分類の差がグレー

図1 WFNSの重症度分類と発症90日のADL

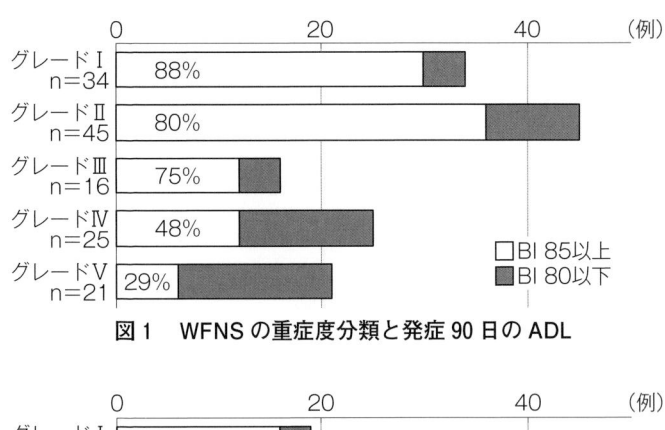

グレードⅠ n=34 : 88%
グレードⅡ n=45 : 80%
グレードⅢ n=16 : 75%
グレードⅣ n=25 : 48%
グレードⅤ n=21 : 29%
□ BI 85以上　■ BI 80以下

図2 H&Kの重症度分類と発症90日のADL

グレードⅠ n=19 : 84%
グレードⅡ n=33 : 88%
グレードⅢ n=50 : 74%
グレードⅣ n=28 : 46%
グレードⅤ n=11 : 9%
□ BI 85以上　■ BI 80以下

ドⅤにみられた．WFNSの重症度分類の基本骨格はGlasgow Coma Scale（GCS）であり，WFNSの重症度分類グレードⅤとはGCS 6以下が必須の判定条件で身体所見は不問である．一方，H&Kの重症度分類グレードⅤは深昏睡のほか，除脳肢位や瀕死の状態が判定基準である．WFNSの重症度分類グレードⅤよりもH&Kの重症度分類グレードⅤのほうがBI 80以下の割合が多い理由は，この定義の違いにあると考えられる．

2．クモ膜下出血の発症部位と自立度

発症部位別にみたBI 85点以上の例の割合は**図3**のとおりであった．発症90日でのおおまかな自立度の予測（BI 85以上か80以下か）は，発症部位によって行うことは難しいと考えられた．

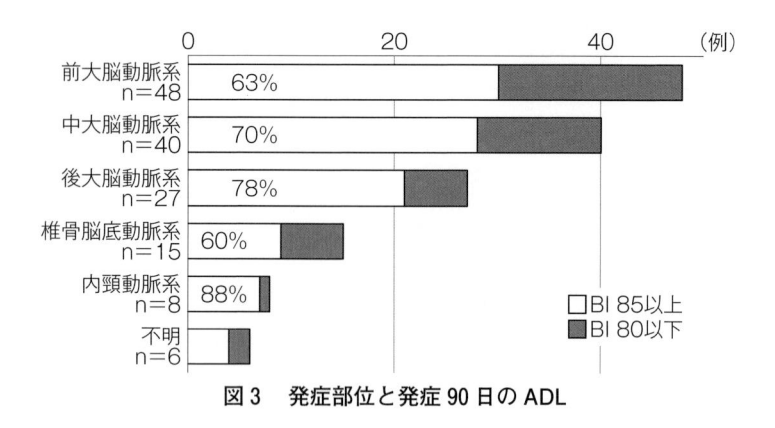

図3　発症部位と発症90日のADL

- 前大脳動脈系 n=48：63%
- 中大脳動脈系 n=40：70%
- 後大脳動脈系 n=27：78%
- 椎骨脳底動脈系 n=15：60%
- 内頸動脈系 n=8：88%
- 不明 n=6

□ BI 85以上　■ BI 80以下

発症2〜8週後（14〜56日）のゴール予測

 周知のとおり，脳卒中急性期における患者の生活能力（基本動作やADL項目）の如何はゴール予測にたいへん有用な項目である．しかし，SAHでは病態が安定期に入るのが発症2週から4週ごろとされ，安定期に入るまでは脳血管攣縮や水頭症の発現によって状態が変わる（悪化する）可能性がある．また，安定期に入るまではSAH初期治療の医療管理が重視され，安静度制限も大きいために同時期の患者の生活能力（基本動作やADL項目）は正確に把握できない．つまり，本研究の対象のような開頭クリッピング手術施行例の場合，急性期のより早い時期に生活能力項目でゴール予測を行うことは難しい．筆者の検討では，このような急性期に全例で把握できるパラメータは，排泄コントロールや意識レベルの推移，運動麻痺の有無，画像所見（頭部CTでの低吸収域の有無）であった．よって筆者は，これらのパラメータの発症4週ごろの状況に対して（なかにはその前後の状況も含め），発症90日のADL自立介助との関係を分析した．

 その結果，以下に該当するものは，発症90日にBI 85点以上である可能性が高いことが示された．

①発症4週で運動麻痺がない（あっても軽微）．
②発症4週で頭部CTに低吸収域がない．

③発症4週以内に尿便意告知が正常化する．
④Japan Coma Scale（JCS）が，発症2週で10より軽い，あるいは発症4週で3より軽い．

一方，以下に該当するものは，発症90日にBI 80点以下である可能性が高いことが示された．
①発症4週で中等度以上の重い運動麻痺がある．
②発症8週でも尿便意告知が正常化しない．
③JCSが発症2週で100より重い，あるいは発症4週で20より重い．

今後の課題

　以上は，予測する帰結を「発症90日のADL（在宅生活能力）」として分析したものである．いわば短期ゴールである．この分析結果には，SAH急性期の患者に対し，リハとして次のステップ（回復期）をどのように進めるのが妥当か（退院か，回復期病棟か），なるべく早く次のリハステップを想定することが可能になるという臨床的意義がある．しかし，SAHは40歳代，50歳代に多く発症し，すなわち現役社会人を襲う疾患である．SAHを患った患者あるいはその家族らが最も懸念することは，「最終的に社会復帰できるかどうか」である．発症90日のBIが85以上あり，自宅で過ごせるようになったとしても，社会復帰可能がどうかに関しては別次元の話である．

　SAHでは，運動麻痺よりも，むしろ高次脳機能障害や視野の問題などが社会復帰のネックとなることが多い．これらは，破裂動脈瘤の部位と関連があると報告がある．発症部位は，前述した分析ではゴール予測に無関係との結果であったが，最終帰結を議論するにあたっては決して無視できない．リハにおける能力帰結予測の分析は，脳梗塞および脳内出血に対しては盛んに行われている反面，同じ脳血管障害であるSAHに対しては少ない．今後の盛んな研究と解明を期待したい．

文　献

1）八幡徹太郎，他：クモ膜下出血発症3カ月目におけるADL自立介助の予測

因子—超急性期パラメータによる予測の可否について.リハ医学 40:824-832, 2003
2) 八幡徹太郎,他:急性期リハビリテーションの立場から見た脳動脈瘤破裂によるクモ膜下出血患者の短期 ADL 帰結の予測.リハ医学 43:820-827, 2006

〔八幡徹太郎〕

B. 運動器障害

1 転倒骨折患者の隠れ脳卒中

● エッセンスとピットフォール

　転倒骨折した患者では，転倒した原因の検討を忘れてはいけない．ときに頭部 CT で写らない脳梗塞を発症していたことが，リハ開始後に明らかになることがある．特に麻痺を伴わない失調症状は見逃されやすい．そして，骨折リハ終了時には再転倒予防へのきめ細かい指導も重要な役割である．

■ 症 例

　これまでに転倒歴はなく，屋外歩行も問題なかった女性が転倒による右大腿骨頸部骨折で入院した．つまずいたわけではなく，屋外歩行中に軽いめまいをきたしての転倒であった．入院後の頭部 CT では異常はみられず，診察でも麻痺などの神経学的異常所見はないと判断された．大腿骨頸部骨折に対しては 3 日後に人工骨頭置換術が行われ，術後 2 日目にリハが依頼された．精神機能は問題なく，疼痛以外の筋力低下もみられなかったが，右側注視時に軽度眼振がみられ，立位時には軽度めまい感が残存していた．立位は可能であるが，足を広げないとバランスを崩しやすかった．はっきりした麻痺はなかったが，右上肢・下肢に軽度ジスメトリー（dysmetry）があり，閉眼での悪化はなかった．頭部 MRI を撮影すると右小脳脚の脳梗塞がみつかり，抗血小板薬投与が追加された．リハ開始 1 カ月で歩行器での歩行が自立し，回復期リハ病棟へ移動した．その後，杖歩行の自立までには，さらに 2 カ月が必要であったが，介護サー

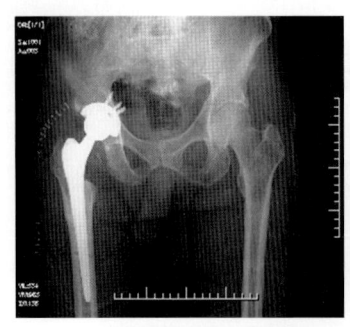

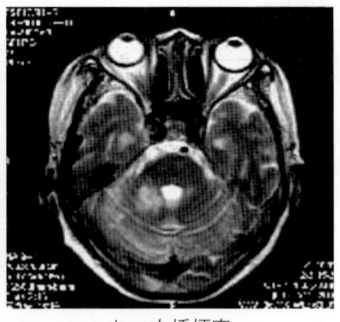

a．右股関節人工骨頭置換   b．右橋梗塞

図1　右大腿骨頸部骨折と脳梗塞

ビスの調整，家屋の調整後，退院となった（**図1**）．

■考　察

　骨折の原因として，骨粗鬆症と転倒があげられる．骨粗鬆症の治療は確立されつつあるが，転倒については一筋縄ではいかない．転倒しやすい環境や骨・関節疾患による下肢の筋力低下（いわゆるロコモティブシンドローム）も大きな転倒の原因ではある．しかし，より重要な転倒原因として認知・注意の大脳機能や中枢性運動調節機能の低下などの脳機能低下があると考える．緩徐で慢性的な歩行バランスの低下は，脳萎縮や無症候性脳梗塞，パーキンソン病などで起こる．また脳卒中を発症したために転倒し，骨折を合併して入院する患者もしばしばみられる．この時，片麻痺などが明らかであればCT所見の有無にかかわらず脳梗塞が見逃されることはない．ところが，ふだん神経学的な診察に慣れていないと，麻痺は確認できても失調は確認できず，そのため麻痺のない失調が見逃されることになる．また，CTでは早期の脳梗塞は画出されないだけでなく，時間が経っても後頭蓋窩などの小梗塞の診断は困難な場合がある（現在では，MRIのdiffusion画像が早期脳梗塞診断に役立つ）．可能な限り先入観念をもたず，失調を含めて症状をみることと，必要ならばMRIを依頼することが必要である．ちなみに当院リハ科では，小脳脚以外に小脳下部皮質や小脳虫部の梗塞および視床外側のラクナ梗塞が，転倒骨折のリハ開始後に診断されている（**図2**）．

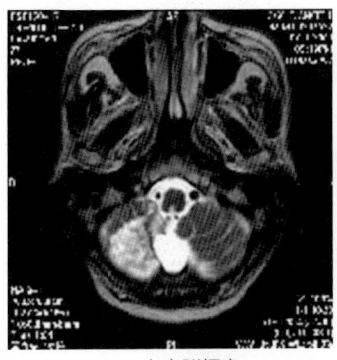

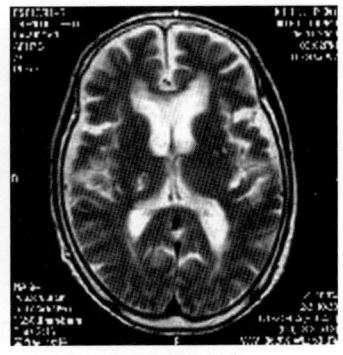

a. 右小脳梗塞　　　　　　b. 右視床梗塞
図2　骨折術後に診断された脳梗塞例

　逆に急性疾患でなかった場合で，特に一度転倒した患者は往々にして再転倒して寝たきりになりやすいだけでなく，転倒骨折の不安から閉じこもりや不活動な生活に陥りやすい．それが，さらなる廃用性の筋力低下や易疲労性を生み出し，その悪循環から寝たきりになることもある．よって，再転倒のリスクの高い人には大腿骨頸部骨折の再発予防のためにヒッププロテクターを処方することもある．いずれにしろ，転倒骨折のリハでは歩行再建だけではなく，歩行再建後の再転倒予防のための環境や家族指導，活動の確保という包括的な指導を行うべきである．

〔川北慎一郎〕

B. 運動器障害

2 内科入院患者の隠れ大腿骨頸部骨折

● エッセンスとピットフォール

　高齢者は，心疾患，呼吸器疾患，消化器疾患など，あらゆる急性病態によりあっという間に生活活動性を下げる．したがって昨今，早期離床目的のリハ依頼は従来の整形外科，脳神経外科，神経内科に限らず，内科からも増加している．こうしたなか，特に認知機能が低下した内科からの患者には，リハ依頼後に大腿骨頸部骨折が発見されることがありうる．下肢を痛がったり，下肢を動かさない患者は注意したい．

■ 症　例

　81歳の男性で，一人暮らし．日常生活自立度（寝たきり度）判定基準はランクJである．数日前から外出する姿をみかけなくなったため近所の人が訪問したところ，自宅内で倒れているところを発見され内科に入院となった．患者は数日間倒れたままで，まったく飲食・飲水していない状況であった．意識レベルは低下，左下肢に運動不良を認めたが，脳梗塞は画像的に否定された．内臓器疾患や挫滅症候群も否定された．脱水，低栄養状態の診断で栄養・水分の補充療法が開始された．血液データと意識レベルは数日で改善し，内科的にはたいへん順調な経過であった．しかし，左下肢の運動時痛のため離床がまったく進まなかった．入院6日目，内科主治医は「左下肢単麻痺（脳梗塞の疑い），臥床状態遷延，廃用」を理由として，早急離床をリハ依頼してきた．

初回の評価時，会話は成立したが，ややせん妄状態で見当識不良であった．上肢は分離運動で自動運動に左右差はなかった．一方，下肢では左下肢近位の自動運動不良と同部の他動運動による疼痛を認めた．痛みのため寝返りも座位保持もできず，また左下肢は気になる肢位を呈していた（**図1**）．入院後における外傷のエピソードはなかった．自宅で倒れた時の状況（転倒強打の有無）は，見当識不良および独居のため確認不能であった．入院時の腹部CTを見直したところ，左大腿骨頸部骨折を疑う所見が認められたため，すぐに整形外科に紹介した．同日，緊急で人工骨頭置換術施行となった（**図2**）．

術後は後療法プログラムに沿って理学療法を進めた．離床が進む

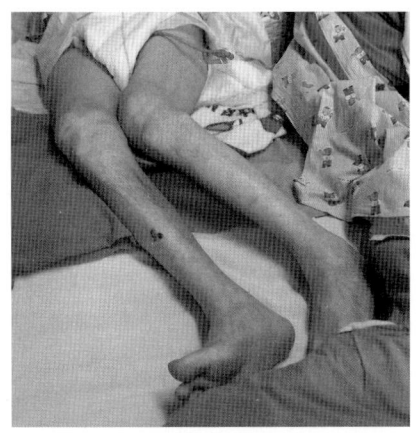

図1 左下肢の肢位が何か変である

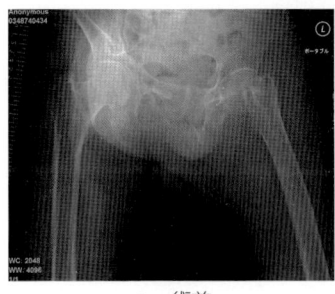

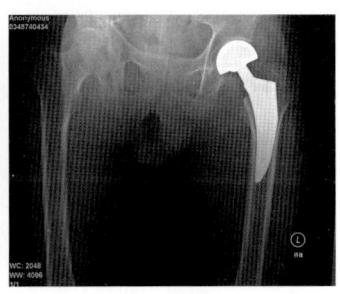

a．術前 b．術後

図2 人工骨頭置換術

とともに術後1週でせん妄・見当識障害は消失した．術後3カ月間の機能回復訓練を経て，Barthel index は90点に回復し，元の生活に復帰できた．

■ 考　察

「転倒後，急に下肢のつけ根が痛くなって体動困難となった」というエピソードを携えて来院したならば，どの科の医師でも股関節のX線をとるであろう．しかし，本症例の搬送時の主問題は脱水や意識障害であり，かつ転倒の有無などの病歴聴取ができなかった．この時点で大腿骨頸部骨折を積極的に鑑別にあげられる医師は，どのくらいいるだろうか．一人暮らしの高齢者が脱水に陥り，数日発見されずにいた患者に大腿骨頸部骨折のスクリーニングが必ず行われるとは考えにくい．

大腿骨頸部骨折が見逃された状態で，骨折を専門外とする主治医から「廃用による起立歩行障害」の診断でリハ依頼となる事例は，多くはないが臨床では実在する．本症例に関しては入院主治医にも非があることは否めないが，このような患者紹介の流れであれば，リハ科専門医はリハ依頼の時点で骨折を診断し，リハ治療の軌道を主体的に正すべきである．見逃されていた大腿骨頸部骨折をリハ依頼時に発見することは，「リハ科専門医ならではの洞察力」によるものである．

数日倒れたまま動けなくなっていた一人暮らしの高齢者では，下肢の骨折が隠れている可能性がある．しかし，入院時に重度の肺炎や脱水と診断がつけば，動けない理由は，それでも説明がつくため骨折は見逃されてしまう可能性がある．骨折に関心の薄い医師が入院主治医になると，骨折は入院後も見逃され続け，下肢麻痺や廃用と誤診されている可能性がある．経験的には，入院時の病歴聴取が困難（外傷歴の有無が不明）であって，入院中の受傷は寝たきりだからありえないと病棟ぐるみで主張しているケースが，このような残念な経緯をたどりがちである．こうした条件がそろう患者では，隠れ骨折の可能性に留意しなければならない．実際に下肢の骨折を疑う場合のサインを以下に示す．看護記録も確認しながらチェック

するのがよい．

　①下肢を動かそうとしない．動かすと異常に痛がる．
　②体動や体位交換，下肢更衣を嫌がる．
　③下肢の近位部を痛がる．
　④下肢が特徴的な肢位を呈する（股関節の屈曲・内転・内旋；**図1**）．
　③と④があれば大腿骨の近位部（頸部，転子部）での骨折を強く疑う．疑えば，迷わずX線撮影をすべきである．あるいはすでに撮影済みの腹部・骨盤部のX線像やCTなど，股関節近位部も写っている画像をチェックすることもたいへん有用である．

　本症例は，リハ依頼時における即座の発見，即座の整形外科紹介を経て，適切な骨折治療を受け，適切な術後後療法を経て，元の生活能力や移動能力を取り戻すことができた．望ましい最終帰結のきっかけをつくったのがリハ科専門医であったことを強調したい．逆に，リハ科専門医がリハ依頼する主治医の診断を100％鵜呑みにし，そのまま廃用症候群としてリハ治療を開始していたとしたら，想像に耐えがたい話である．

〔八幡徹太郎〕

B. 運動器障害

3 肩関節挙上困難で忘れてはいけない疾患

● エッセンスとピットフォール

　肩に疼痛を伴い挙上困難をきたした患者は，整形外科を受診することが普通で，その際，腱板損傷などが疑われることが多い．さらに挙上困難な肩周囲筋の筋萎縮がみられた場合は，頸椎性麻痺が想定される．この時，疼痛がなくてもキーガンタイプ（Keegan type）の頸椎症を念頭に手術的治療も考慮されるのが一般的である．この際，MRIなどの画像所見のみで手術適応を決めるのではなく，臨床症状や針筋電図所見も参考にすべきである．神経痛性筋萎縮症は鑑別として知っておく必要がある疾患である．

■症　例

　60歳代の男性で，朝起床後に右肩痛があったため近くの整形外科に受診し，鎮痛薬投与を受けた．10日後，疼痛が緩和したのに右肩関節が挙上できなくなり，当院の整形外科を受診した．肩のMRIで腱板炎が疑われたため，肩関節内への局所麻酔薬注射を数回受けた．その後，疼痛はほぼ改善したが，肩関節の挙上運動の改善はみられなかったため，リハ科へ肩関節リハの依頼があった．右肩関節可動域は自動屈曲・外転とも45°程度だが，他動的には制限はなかった．筋力は徒手筋力検査（MMT：Manual Muscle Testing）で右三角筋は2，右棘上筋と棘下筋は3，右上腕二頭筋は4で，右三角筋，右棘上筋，右棘下筋に著明な筋萎縮がみられた（図1）．感覚障害は上腕

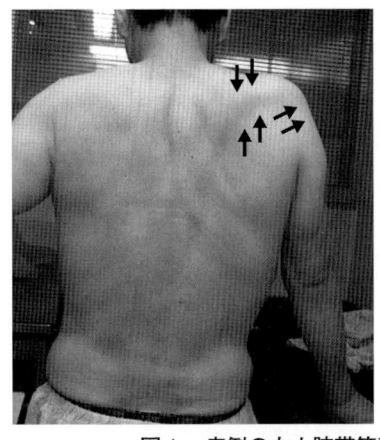

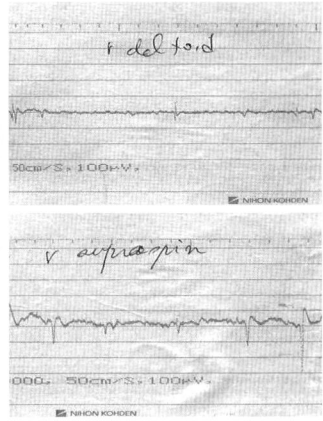

図1 症例の右上肢帯筋萎縮と針筋電図所見
右三角筋，右棘上筋，右棘下筋の萎縮（図左矢印）とそれらの筋の筋電図にみられる神経原性変化（図右）

外側に軽度認め，針筋電図で右三角筋，右棘上筋，右棘下筋，右橈側手根伸筋，右橈側手根屈筋に陽性鋭波や多相波などの神経原性活動電位を認めた．神経痛性筋萎縮症と診断し，週1回の外来リハの通院を開始した．右三角筋は，理学療法士が上肢重力を除いた状態での筋力強化訓練を実施した．また，他動的な関節可動域筋訓練とセラバンドによる腱板筋の等張性筋力強化訓練を指導した．リハ開始2カ月後には，右肩関節周囲筋の筋力はMMTで4，発症から4カ月経過した時点ではすべての筋力がMMT5となり筋萎縮も改善し，リハを終了とした．

■考 察

神経痛性筋萎縮症は，1948年にParsonageら[2]が提唱した「症候群」である．一側または両側上肢帯の激痛で始まり，1～3週後に疼痛の軽快とともに上肢の挙上困難，上肢帯筋の筋萎縮を呈する疾患である．病態はウイルス感染による非外傷性腕神経叢炎が主体であると考えられており，予後は比較的よいとされている．本疾患が念頭にないために診断されていない症例も多々あると考えられ，肩関節疾患，頸椎疾患，末梢神経障害などとの鑑別を要する．診断には

針筋電図が役立ち，最も鑑別困難とされるキーガンタイプの頸椎症との鑑別にも傍脊柱筋の筋電図所見が参考になる．本疾患の治療は確立されていないが，早期の抗ウイルス剤や副腎ステロイドの投与が有用と考えられている．一側の肩関節周囲に萎縮が限局する症例の予後は比較的良好とされ，筋力は1年以内に約40%，2年以内に約80%が回復すると報告されている．不要な手術をしないためにも，比較的に予後良好な疾患であることを患者に説明することが重要である．

文　献

1) 川北慎一郎：別の疾患名でリハ依頼され，神経痛性筋萎縮症と考えた3例. 臨床リハ **19**：903-907, 2010
2) Parsonage MJ, et al：Neuralgic amyotrophy；the shoulder-girdle syndrome. *Lancet* **1**：973-978, 1948

〔川北慎一郎〕

B. 運動器障害

4　80％以上を占める腰痛とは？

● エッセンスとピットフォール

　腰痛は日本人にとってきわめて頻度の高い疾患である．近年，はっきりと原因を特定できない腰痛（いわゆる非特異的腰痛）が，腰痛患者全体の80％以上を占めることがわかってきた．その理由は，たとえ画像に陽性所見があっても，その所見に合う病歴や症状がない場合も多く，診断が特定しにくいためといわれている．また，症状の増悪には社会的・心理的要因の影響が大きいことも指摘されている．運動療法は腰痛の保存的治療の根幹となるものであるが，必ずしも一つの腰痛体操にこだわるのではなく，個々の症状に合わせて行われるべきである．

■ 症　例

　40歳代の女性で，20歳代から慢性的に腰痛が続いていた．最近職場の配置換えで，立ち仕事が多くなってから腰痛が強くなり，仕事を休みがちになったため当院の整形外科を受診した．MRIでL4/5椎間板に左方向へのヘルニアの所見が認められた．下肢痛はなかったが，左ラセーグテストで陽性を示したため，腰痛の主原因と診断されて椎間板摘出術が行われ，術後リハの依頼があった．体幹や下肢の筋力低下に対して筋力強化訓練や歩行訓練を行った後，外来通院となったが，腰痛の改善はみられなかった．腰痛は体幹前屈ではやや増強，体幹背屈ではやや軽減する傾向があり，大腿二頭筋や腸腰筋には柔軟性低下もみられた．そこで外来ではWilliams[3]の腰痛

表1 腰痛を起こす疾患

・椎間板ヘルニア	・腰椎分離症,すべり症
・変形性腰椎症	・骨粗鬆症
・腰部脊柱管狭窄症	・その他
・筋,筋膜性,椎間関節性疾患	

体操を中心に Mckenzie[4]の腰痛体操も取り入れた体操を指導してみることにした.しかし,1カ月経過しても腰痛の改善はなく職場復帰できないという訴えが強かった.そこで職場の上司と相談して,短時間勤務で座位中心の仕事に戻してもらうことにした.また,本人には体力をつけるために積極的に自転車や散歩などの有酸素運動をするよう勧めた.自宅での自転車エルゴメータによる有酸素運動を取り入れたころより,体力向上の実感と体重減少がみられた.また,それにより腰痛の軽減もみられ,本人はこのころより自信を取り戻し,座位中心の仕事ではあるがフルタイムでの仕事復帰が可能となった.そして退院後3カ月かかったが,その後は腰痛を感じなくなり,外来リハは終了となった.

■考 察

腰痛は日本人の症状別有訴者率で1,2位を争う頻度の高い疾患である.なかでも,いわゆる非特異的腰痛は最も頻度が高く,腰痛を主訴とする外来受診者の80%以上を占め,慢性的な腰痛となりやすいといわれる.ちなみに非特異的腰痛とは,悪性腫瘍の脊椎転移,圧迫骨折などの脊椎外傷,骨折の急性期,化膿性椎間板炎などの感染症などがなく,かつ明らかな神経脱落所見を伴わない疾患と定義される(**表1,図1**).画像検査で陽性所見が認められても,所見に合致する病歴や神経所見がなければ,その所見が原因とは断定できないことも多い.また,腰痛は慢性腰痛となることも多く,運動療法の適応となる.腰痛に対する運動療法として最も行われているのは腰痛体操であるが,その中で最も知られている腰痛体操は Williams の6種類の体操である(**図2**).ただし,体幹前屈で疼痛があり,背屈で軽減する椎間板ヘルニアによくみられるタイプの腰痛に

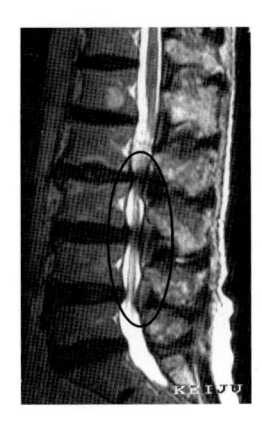

図1 軽度腰部脊柱管狭窄症のMRI

非特異的腰痛とは悪性腫瘍の脊椎転移,圧迫骨折などの脊椎外傷,骨折の急性期,化膿性椎間板炎などの感染症などの疾患がなく,かつ明らかな神経脱落所見を伴わない疾患

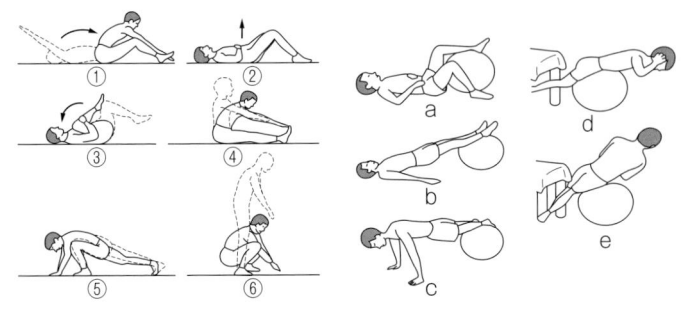

a. Williamsの体操　　b. lumbar stabilization

腰痛体操(Williams, Mckenzie ⟶ lumbar stabilization ex)
　　　　　　　　　　　↓
・体幹筋力の強化
　(腹筋,背筋のバランス)
・柔軟性の確保
　(背筋,大腿二頭筋,腸腰筋)
・腰仙部のストレッチ(前彎をとる)
・病状により内容の変更を要する

図2　腰痛と運動療法

は,腰椎の伸展を積極的に取り入れたMckenzieの体操が指導される.また,最近では腰椎周囲筋の機能解剖から腹横筋や多裂筋といった深層筋を意識した体操(脊柱安定化運動)が行われ,効果のエビデンスも示されている.しかし,患者によっては腰痛体操よりも全

身的な有酸素運動や下肢筋力強化が有効な例や，気分転換や職場の環境変化により腰痛が改善する例も多々みられる．したがって，一つの腰痛体操にこだわるのではなく，個々に応じた体操や運動を行うとともに心理的・社会的背景も考慮した個別対応が必要であると考える．

文 献

1) 菊地臣一：腰痛の原因となるさまざまな疾患．日本医師会雑誌 **139**：18-21，2010
2) 白土 修：腰椎疾患．関節外科 **29**：130-146，2010
3) Williams PC：The Lumbosacral Spine. McGrow-Hill, New York, 1965
4) McKenzie RA（著），鈴木信治（監訳）：McKenzie 腰痛治療法．医歯薬出版，1985
5) Noris CM：Spinal stabilization. Physiotherapy **81**：138-146, 1995

〔川北慎一郎〕

B．運動器障害

5 変形性膝関節症に対する治療のコツ

エッセンスとピットフォール

　変形性膝関節症は，内側の軟骨変性による内反膝がほとんどで，治療としては整形外科で薬物療法，関節内注射が行われ，進行例に対しては人工関節置換などの手術が行われている．しかし，初期から中期の症例には適正な運動療法や装具療法を行うことにより，関節内注射や手術が不要となる例も多数みられる．また末期・重症例で手術不可な場合でも，運動療法や装具療法は効果があり，必要な治療方法である．

■ 症　例

　67歳のやや肥満傾向がある女性で，5年前から歩行時に左膝痛があり，近くの整形外科で鎮痛薬の処方と関節内注射を2週に1回受けていた．しかし，しだいに歩行時の疼痛が強くなり，リハ希望で当院へ受診した．ちなみに，運動療法の指導を受けたことはこれまでにはなく，また屋内歩行はよいが，屋外歩行での疼痛がひどくなり外出を控えるようになっていた．杖の使用経験もなかった．X線検査では内反膝を呈し，内側関節裂隙は狭小化していた．早速，外側楔状足底板を処方し，屋外での杖使用を勧めたところ疼痛の軽減がみられた．同時に毎日自宅で行う等尺性を中心とした大腿四頭筋などの筋力強化訓練を指導した．約2カ月後には，屋外歩行でも膝痛はほとんど感じなくなった．その後，以前に通っていたプールでの歩行教室への参加を再開し，肥満の改善も得られている．

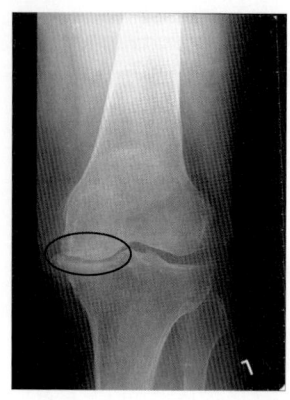

【変形性膝関節症】
　大腿四頭筋，屈筋（ハムストリング），
　内転筋，殿筋，下腿筋

筋力強化＋ストレッチ指導・モチベーション

図1　変形性膝関節症

■ 考　察

　変形性膝関節症は，関節を構成する組織の退行変性と増殖性変化に基づく疾患である．膝関節は大関節の中では最も変形性関節症が起きやすく，内側の軟骨変性が進行すると内反変形が，外側の軟骨変性が進行すると外反変形が生じる（**図1**）．実際には内反変形がほとんどである．進行例には手術治療がしばしば有効であるが，軽度から中等症には薬物療法のみではなく，装具療法や運動療法および杖の使用などが適切に指導されるべきである．

　装具療法には，足底板と膝装具がある．シリコン製などの既製の外側楔状足底板が内側型の変形性膝関節症に対して頻用される．その作用機序は，機能的下肢軸を直立化させることによる内側関節面への負荷の減少である．軽度から中等症の患者に効果がみられる．膝装具は種類も多く，それぞれの病期に合わせて適切に使用すれば比較的に装着早期から効果がみられる．既製の軟性膝装具よりは，支柱により立脚時の内外反変形（側方動揺性）を防止する機能をもったものがよい．それぞれの病期や側方不安定性の程度などに応じて作製される．そして，もちろん運動療法や他の保存的療法を併用して使用していく．

　運動療法は保存療法の基本である．関節周囲筋は関節を安定させ，運動中に関節にかかる圧迫力や応力を分散させる働きがある．しか

```
痛みのために活動が減少
    ↓
筋，靱帯，軟骨，骨の弱化
    ↓
関節症が進行し，さらに痛みが強くなる
筋力強化訓練（等尺性，等張性）で良循環を
```

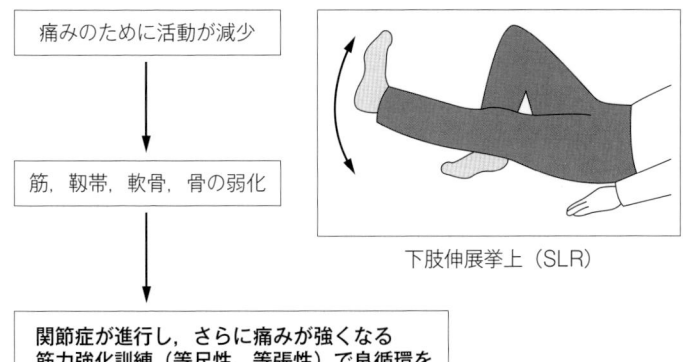

下肢伸展挙上（SLR）

図2 変形性膝関節症と運動（文献1）より改変引用）
膝関節には歩行時では体重の3倍，階段昇降では5倍の負荷がかかる

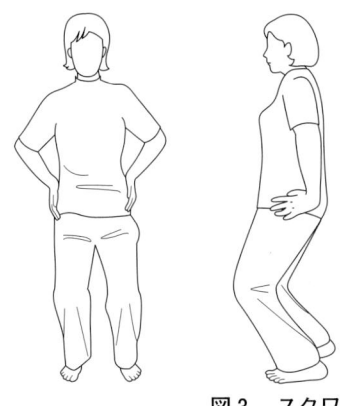

- 下肢全体の生理的・協調的筋力強化訓練
- 膝が足尖を大きく越えない（膝蓋大腿関節，大腿四頭筋の負荷が大きい．股関節屈曲により，殿筋，膝関節屈筋群の収縮が増）
- 膝が足の長軸を向く（膝の外反・外旋，足の回内が強制されるとアキレス腱や脛骨，前十字靱帯などに負荷が増）

図3 スクワットのポイント

し，疼痛により活動が減少すると，症状が進行し，悪循環に陥る（**図2**）．変形性膝関節症では大腿四頭筋が最も重要な筋であり，したがってこの筋の強化訓練が重要となる．筋力強化の訓練には，関節の動きを伴う等張性訓練と関節の動きを伴わない等尺性訓練があるが，関節の腫脹や疼痛が強い時は等尺性訓練を基本訓練とする．よく行われるのは背臥位で膝下に枕を入れ，足関節背屈位で膝関節伸展を5～7秒保持する運動や，椅子座位で膝関節を伸展し同様に保持する運動などである．これらの等尺性訓練では血圧の上昇が起こりやすいので，息は止めずに深い呼吸を行いながら実施するのがポイント

である.疼痛が強くなければ,スクワットも生理的でバランスのよい訓練なので取り入れたい訓練である(**図3**).また,疼痛が軽く筋持久力をつけたい時には,負荷をつけた等張性訓練も追加したい訓練である.

文　献

1) 吉永勝訓:変形性膝関節症のリハビリテーション―評価とその処方. *MB Med Reha* **32**:16-21, 2003
2) 宮川博文:Closed Kinetic Chain Exercise の意義と臨床応用. PT ジャーナル **31**:37-43, 1997

〔川北慎一郎〕

B. 運動器障害

6 人工股関節置換術後のリスク管理

● エッセンスとピットフォール

　人工股関節置換術（THA：Total Hip Arthroplasty）は，股関節周囲の軟部組織への手術侵襲が加わる結果，股関節の支持機能が局所的に弱まるため不安定となり，大なり小なり脱臼のリスクをもつ．したがって，THA後の患者には，生涯にわたり生活活動の中での脱臼回避策を徹底させなければならない．このような患者教育の徹底は，執刀医一人の努力だけでは達成できない．病棟でも，リハ室でも，患者に携わるさまざまな職種が連帯し，執拗と思われるほど指導を繰り返すべきであろう．

　よく知られる脱臼肢位は，股関節の過度の内転・内旋・屈曲位である．ただ，これはTHAが後方侵入アプローチで行われた場合である．手術侵入アプローチが後方か前方かによって脱臼肢位が異なることも知っておく必要がある．また脱臼は，術後1カ月以内の発生が高頻度である．この時期の脱臼は習慣性に移行しやすいため，最も脱臼を回避すべき時期である．一方，近年は術後早期離床が常識であるため，THA術後1カ月以内におけるリハ機能訓練中の脱臼回避は自ずとリハ科専門医の重要なリスク管理の一つとなる．そのためTHA後の脱臼に関し，基礎知識は押さえておかねばならない．

■ 症　例

脱臼する際の典型的な状況を以下に提示する．

①術後7日目,ベッドから車椅子に移乗しようとした際に脱臼した.その原因として,起立姿勢から座ろうとした時,THA側の股関節の過度の屈曲位に加え,股関節内転・内旋位も過度となり,これらの複合動作で脱臼したと考えられる.なお,骨頭は後方に脱臼した.手術侵入は後方アプローチであった.

②術後4日目,看護師による病衣交換作業中に脱臼した.その原因として,床上臥位状態の患者を側臥位にしようとした時,THA側の股関節の外旋・伸展が過度であったためと考えられる.なお,骨頭は前方に脱臼した.手術侵入は前(側)方アプローチであった.

このような事態は,例えば経験の浅い医療スタッフが一人で施術や作業を行った時や,術後日の浅い時期に患者が一人で不注意な動作を行った時に起きやすい.

■考　察

THAの脱臼に最も影響する因子は人工臼蓋の設置角度であるが,これは基本的には術者の技量で解消できる問題である.ここでは手術侵入アプローチの違いによって脱臼肢位と脱臼方向が異なることを説明する.

後方侵入アプローチの場合,後方の軟部組織が手術侵襲を受ける.股関節の後方支持組織が弱化し,骨頭は後方に脱臼しやすくなる.その脱臼肢位は原則,股関節の過度の内転・内旋・屈曲の複合肢位である.この複合肢位は日常生活で非常に多く経験されるものである.したがって,THAの脱臼が大きく取り沙汰されるのは,通常この後方侵入アプローチのケースである.

前(側)方侵入アプローチの場合,前方の軟部組織が手術侵襲を受け,股関節の前方支持組織が弱化するため,骨頭は前方に脱臼しやすい.その脱臼肢位は原則,股関節の過度の外旋・伸展位である.ただし,日常生活でこのような肢位をとることは少ないため,後方侵入アプローチとの比較上,前(側)方侵入アプローチは脱臼率軽減が図れるというのが整形外科医の共通解釈である.

脱臼リスク軽減を優先するならば,すべてのTHAが前(側)方

侵入アプローチで行われるべきだと思われるが，どちらのアプローチでTHAを行うかは変形性股関節症の程度や患者の体格，術者の技量などで選択されるものであり，整形外科学的な議論である．ここでは割愛する．

手術侵入が前（側）方アプローチか後方アプローチかは，術後X線像では判別できない．手術創を直に確認するか，手術記録で確認する，あるいは術者に確認する，いずれかをリハ科専門医は行うべきである．

また脱臼は，特に術後1カ月以内に生じやすい．それは，術中に修復縫合した軟部組織が強度的に弱い時期だからである．この時期に一度でも脱臼すると，脱臼が習慣化する率が高いとされている．近年，THA術後の離床時期は以前に比べ格段に早まっているため，特に術後1カ月以内の脱臼予防には細心の注意を払うべきである．リハ科専門医としては，特に同時期のリハ機能訓練中において，脱臼予防のためのリスク管理を行う必要がある．新人セラピストの教育を含むリハ科専門医の役割はたいへん重要である．

THAの脱臼をリスク管理するためのポイントは次のとおりである．

①THAの脱臼に最も影響する因子は，人工臼蓋の設置角度である．

②手術侵入アプローチが前（側）方か後方かによって脱臼肢位が異なる．

③軟部組織の強度が弱い術後1カ月間は特に脱臼させてはならない．同時期の脱臼は習慣性脱臼を招きやすい．人工臼蓋の設置角度が適切であってもこの時期は油断してはならない．このことは，術後早期離床が行われる全THA症例に共通するリスクである．

〔八幡徹太郎〕

B. 運動器障害

7 交通外傷で見落とされやすい膝靱帯損傷

● エッセンスとピットフォール

　交通事故による多発外傷では，受傷時に頭部外傷や胸部外傷が重症であると，緊急性の順位から四肢の外傷に対する検索は詳細にまで至らないことも多い．具体的には，骨折はX線・CT撮影による全身検索でほとんどが診断されるが，X線に写らない靱帯損傷は見逃されやすい．

　さて，交通外傷の回復期リハ病棟への入棟はまれではない．特徴は，頭部も胸部も四肢も，重度の多発外傷の患者が対象となることが多い．回復期リハ病棟へ入棟後，膝関節の症状が持続するため予想以上に歩行訓練が進まない交通外傷後の患者では，急性期で見逃されていた後十字靱帯損傷（無症候性）が回復期リハ病棟での活動増加をきっかけに症候性となった可能性がある．交通外傷における受傷機転に後十字靱帯損傷が多いことを知っていれば，回復期リハ病棟への入棟後でも気づくことができる．速やかに診断できれば，適切な対処によって計画どおりのリハ治療を続行できる可能性が高い．

■ 症例1

　30歳の男性で，精神疾患の既往がある．交通事故によって頭部外傷と左大腿骨骨折を受傷し，脳外科および整形外科で初期治療を受け，受傷40日で回復期リハ病棟に転棟してきた．高次脳機能障害はごく軽度であり，身体機能障害（右不全片麻痺，骨接合術後，歩行

困難）に関するリハ治療が主目的となった．右片麻痺が軽度であるため歩行は自立すると考えたが，回復期リハ病棟への入棟当初から歩行訓練時の左膝の違和感・疼痛が止まなかった．短距離歩行は自立したが，膝の症状のため長距離は歩けないと訴え続けた．単純X線撮影では異常所見はなかった．患者やその家族は，加害者にだけでなく医療従事者に対してもクレーマーであり，膝症状の訴えを利用した高圧的態度もあったため，それ以上の精査は行わず外来通院となった．

退院後も左膝の症状の訴えは続いた．受傷10カ月目に，同患者に関わったことのないリハ科専門医がこの膝の訴えに対して問診・診察を行い，左膝関節に異常不安定性を指摘し，MRIで後十字靱帯断裂が判明した（図1）．

■ 症例2

46歳の女性で，自動車を運転中に対向車と正面衝突し，両下肢骨折（右大腿骨遠位部骨折，左脛骨高原骨折）を受傷すると同時に，外傷性頸動脈損傷に起因する広範囲脳梗塞（右）を発症した．緊急に開頭減圧術と両下肢の骨接合術が施行された．受傷2カ月で回復期リハ病棟へ転棟した．左片麻痺はブルンストロームステージ（Brs）で上肢ステージⅢ，手指ステージⅡ，下肢ステージⅢであった．骨接合術後の両下肢は転棟と同時に荷重が許可され，起立・歩行訓練を開始した．しかし，膝関節周囲の荷重時痛の訴えが持続した．整形外科医から，右膝は大腿骨遠位部の骨折後であるため，左膝は脛骨骨欠損があるためと説明された．歩行訓練では，左痙性尖足に対する短下肢装具装着のほか，両膝を両側支柱付き軟性装具で固定し，さらに四点杖を使用したが，歩行には腰を支える介助が常時かかせなかった．退院前（受傷8カ月）に，同患者に関わったことのないリハ科専門医が診察し，右膝に対して靱帯断裂の可能性を指摘し，MRIにより後十字靱帯断裂が判明した．

■ 考 察

本症例では，医療機関に入院していながら，後十字靱帯断裂に気

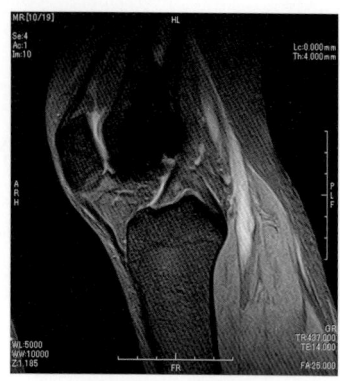

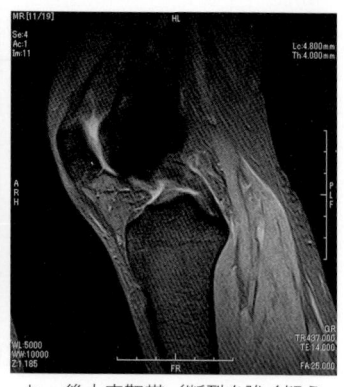

a. 前十字靱帯（損傷が疑われるが，連続性はある）　　b. 後十字靱帯（断裂を強く疑う所見）

図1　右膝の MRI T2 強調画像

づかれることなくリハ機能訓練が継続されていた．問題は，なぜこれほどまでに診断時期が遅れてしまったのかである．

　交通外傷における後十字靱帯損傷は，歩行者に自動車が衝突した場合（バンパー外傷）や運転席・助手席にいた者が衝突時の衝撃でダッシュボードに下肢を強打した場合（ダッシュボード外傷）に受傷しやすい．いずれも下腿が後方に押し込まれるといった外力が作用して損傷するものである．基本的に外力が強大であるため，後十字靱帯以外の靱帯も同時損傷しやすい．ただ，後十字靱帯断裂は単独損傷では基本的に外科的修復を必要としない．後十字靱帯断裂は安静時の症状に乏しく，活動性の低い人では不都合なく過ごせている人も多い．

　交通外傷の結果が多発外傷で瀕死の状態である場合，まず救命を優先する観点から，救急医療では四肢の靱帯損傷の検索は優先されず，全身の X 線撮影や CT 撮影で骨折の有無を確認するにとどまる．外傷の急性期を過ぎ，歩けるようになってから膝の違和感・痛み・不安定感が現れ持続するため，この時点で初めて診断されることも多い．本症例の経過は，これにあてはまるものである．頭部外傷や脳梗塞の初期治療下にあって意識障害，ならびに重症下肢骨折の術後状態があり，受傷から1カ月以上も歩行せず，膝関節周辺の重度の骨折であったために，後十字靱帯断裂はますますその影に隠

れてしまった可能性も考えられる．

　回復期リハ病棟では荷重や歩行訓練が段階的に進む．幸か不幸か，いずれの症例でも後十字靱帯断裂の症状が現れやすい環境であった．バンパー外傷やダッシュボード外傷を知る医師や理学療法士が担当すれば，速やかに診断されたであろう．このようなケースが現実にありうることは，今後多くの回復期リハ病棟に知見として浸透することを望む．交通外傷では後遺障害認定など任意保険に絡む業務もあるため，見逃しは避けたい．なお，後十字靱帯損傷を鋭敏に捉えるMRIは，診療報酬の仕組み上，回復期リハ病棟での撮影が積極的ではないが，このことも診断の遅れを助長しているかもしれない．

　見逃さないためには，まずバンパー外傷やダッシュボード外傷を知る必要がある．その上で，以下のような所見が診断を疑うポイントとなる．

① 膝周辺の骨折を受傷していること自体，バンパー外傷やダッシュボード外傷を強く疑う．
② 歩行訓練が始まってから膝の訴えが増えている．
③ 訴えは疼痛だけでなく，膝折れ感や膝の不安定感を伴う．
④ 膝痛を訴えるにしては年齢が若い（変形性膝関節症が考えにくい）．

　次に，膝の不安定性の有無を確認する．前後の緩みが対側より過剰であれば，後十字靱帯断裂の可能性が高い．MRIを撮影すれば診断を確定できる．

　疑った時点で整形外科を受診させるのもよいが，本症例のような重複障害の場合，整形外科医は片麻痺の診察に慣れていないことが多いため，十分な情報提供とともに受診させるようにすべきである．

〔八幡徹太郎〕

B. 運動器障害

8 たかが杖，されど杖—関節リウマチ患者に適した杖は？

● エッセンスとピットフォール

杖は周知のとおり，下肢の関節痛，筋力低下，バランス保持機能低下のため歩行に支障がある場合，歩行時のバランスや支持性を補うのに有用であり，頻用される補装具である．これは，関節リウマチ（RA：Rheumatoid Arthritis）患者でも同じである．ただし，RA患者の杖処方では上肢・手指関節の状態を考慮する必要がある．前腕支持型の杖（別称：リウマチ杖）は，RA患者の日常場面ではあまり使われていない．RA患者がよく使用しているのは意外にも，手指関節や手関節の負担が大きいT字型杖やロフストランド杖である．まずは杖を使う側の立場に立った選択が必要だが，医療側の考えとRA患者側の現状に不一致があることをどう捉え，どうするかが今後のリハ医学の課題である．

■ 症例

68歳の女性で，片側の人工膝関節置換術（TKA：Total Knee Arthroplasty）を受けたRA患者である．術後1週を過ぎたころからキャスター付き歩行器の使用を開始し，歩行器歩行の能力は順調に向上していた．術後1カ月，TKA膝の機能性やTKA側の下肢支持性が得られてきたので，杖歩行訓練への移行が検討されていた．

担当の理学療法士は杖歩行訓練の開始初日，なんの迷いもなくごく自然にT字型杖を選び，これを患者に手渡した．その理学療法士

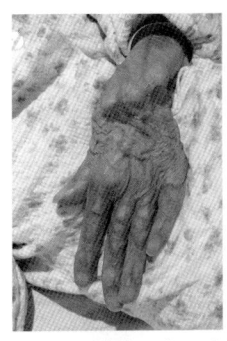

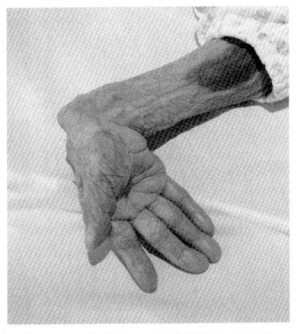

図1 関節リウマチ患者のムチランス変形した手

は新人であった．長年の闘病で医療関係者とのコミュニケーションに慣れていた患者は，「新人」に優しく教えるように自分の両手を前にかざし「〇〇さんこんな手でごめんなさいね（**図1**）」といった．この理学療法士は，杖にいろいろな種類があることは学生時代に教わって知ってはいたが，「なぜ，それほど種類があるのか，このとき初めて実感できた」と語っている．

杖を操作する（把持したり突いたりする）のは上肢である．リハ医療のプロとしてはRA患者自身から指摘を受けるのは少し気恥ずかしくなるエピソードであり，注意したい．

■ 考 察

本症例のようにリハ治療の内容が術後の後療法である場合，手術した局所の機能改善に集中するあまり，その患者が「RA患者」であることをふと忘れていることがあるかもしれない．RA患者を担当する場合は，全身の関節の状態を把握し，全体像をふまえた大局的判断が必要である．これが当たり前となるように臨床のトレーニングを積まなければならない．杖処方の際，杖を操作する上肢・手指の機能や関節の状態を考慮するのは当然のことだが，新人には意外と落とし穴であることが多い．

杖には**図2**のような種類がある．上肢の中でも特に手指関節や手関節に所見のあるRA患者では，医療側はT字型杖（**図2a**）や多点杖（**図2b**）の使用は控えるよう指導する．本症例のように自ら無理

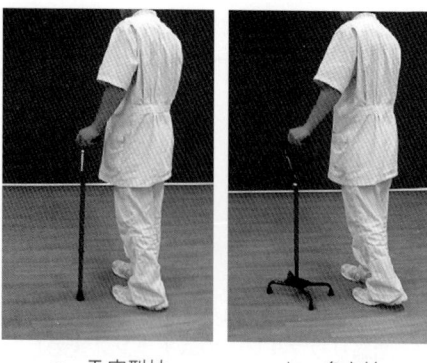

a．T字型杖　　b．多点杖

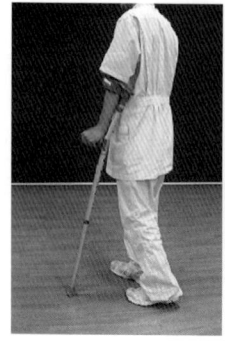

c．ロフストランド杖　　d．松葉杖　　e．前腕支持型杖（別称：リウマチ杖）

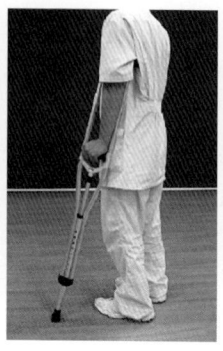

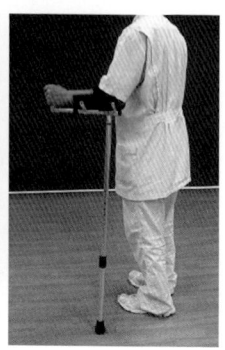

図2　関節リウマチ患者に適した杖は？

だと訴える患者も多い(特に疼痛の強い患者)．ロフストランド杖(**図2c**)は，手関節が少し制動され支持の一部が前腕に分担されるため，手指関節や手関節の負担が軽減する．松葉杖(**図2d**)は，上肢全体を一体化し体幹にも力が直接伝わるため安定性が高い．なお，**図2e**は手指関節と手関節での把持を避け前腕全体で支持できるように支持点を肘高に上げたものであり，これが別称，「リウマチ杖」といわれるものである．

しかし，現実的には手指関節や手関節への負担を減らしたい患者が自ら選ぶのはリウマチ杖ではなくロフストランド杖(**図2c**)が多い．また，軽さや携帯の利便性を重視するRA患者が選ぶのは，圧

倒的に T 字型杖（**図 2a**）が多い．RA 患者が，医療側の推奨しないタイプの杖を選ぶのは妥協なのか，それとも本当に不自由なく使いこなせるのか，不明である．なお，多点杖（**図 2b**）や松葉杖（**図 2d**）を日常生活で使用する RA 患者は，筆者は経験がない．

　リウマチ杖（**図 2e**）は支持点が高いところにあるため，支持性を補うための杖のはずが，床についた時の不安定感がきわめて大きく，操作もしにくい．そのためか，リウマチ杖を日常で使用する RA 患者は，筆者は残念ながらみたことがない．RA 患者のために試行錯誤し開発した者にすれば，厳しい現実であろう．しかし，この前腕支持型杖の開発と経緯は，今のわれわれに対する教育的意義が非常に大きい．

　たかが杖とはいえ，患者にとっては「されど杖」である．臨床では，治療用・更生用のいずれでもよく吟味されたうえでの杖処方が実践されるよう望む．さらに研究面でも，杖の斬新な発想などが現れることを期待したい．

〔八幡徹太郎〕

B. 運動器障害

9 水中運動のリスクとベネフィット

エッセンスとピットフォール

　水中運動は，浮力，抵抗，温度，水圧などが利点となり，健康増進のみならず，さまざまな疾患の運動療法として効果が期待される．しかし，プールという特殊な環境で行う運動のため，さまざまなリスク管理も必要である．また，その特性などから，指導介助者の体力的な負担も大きい．特に心肺機能にリスクをもった患者では，運動強度の管理が必要だが，水中運動中の心拍数は陸上に比べ1～2割減少することを考慮するなどの注意が必要である．

症　例

　60歳代の女性で，歩行時に両股関節痛を訴え，当院の整形外科へ受診した．下肢のX線像で両変形性股関節症と診断され，まずリハ科で経過観察するよう指示された．患者はBMI（Body Mass Index）が35％と肥満がみられ，採血でも高脂血症が指摘されていたが，未治療であった．半年前に受けた運動負荷心電図（シングルマスター）では異常所見はみられなかった．まず，外来で両股関節周囲筋の筋力強化訓練を指導したが，患者から水中運動療法の強い希望があったので，開始することにした．この時の安静時心電図には異常なく，高脂血症も境界域であり，その他の運動での危険因子はみられなかった．初めは当院の健康指導士の常駐する健康増進センターのプールで，健康指導士の管理のもと週1回，疼痛やバイタルをみな

がら下肢の筋力強化訓練や有酸素運動を開始した．1 カ月後，患者は自信をつけ，近くにあるジムのプールで単独でトレーニングを開始した．2 カ月後には下肢筋力のアップに伴い，歩行時の疼痛が減少した．そのため，さらに激しい水中運動を自己判断で開始したところ，水中歩行中に突然胸痛を訴え，近くの循環器科へ入院となり，狭心症発作という診断であった．初めのころは，運動時には血圧や心拍数をチェックしていたが，慣れるにつれチェックしなくなっており，運動強度が過剰となっていたことも原因と思われた．退院後は投薬治療の継続となったが，ふたたび水中運動開始を希望したため，ボルグ指数での運動強度コントロールを指導し，健康指導士の管理のもとでの水中運動を勧めた．その後は肥満も軽減し，歩行時の股関節痛も軽快したため，狭心症発作もなく水中運動を継続中である．

■考　察

水中運動は，筋力強化運動，有酸素運動，柔軟性運動という健康増進に必須とされる 3 つの運動をバランスよく実施可能な優れた運動手段である．水中では浮力による免荷のため関節への負担が軽減され，関節痛があっても運動しやすくなる．水の粘性抵抗は筋力強化に役立ち，下肢や体幹の筋活動は陸上に比べ大きくなることも知られている．また，水温は熱産生や脂肪燃焼に役立つので，効率のよい有酸素運動となりうる．そのうえ水圧は，下肢の静脈灌流を増加するので，運動中の心肺機能を補助する効果もあるといわれる（**図 1**）．したがって，水中運動は健康増進のためだけでなく，リハとして骨関節疾患のみならず脳卒中，脊髄損傷，脳性麻痺，呼吸器疾患など，さまざまな疾患の運動療法として効果が期待される．しかし，水中運動を行うには管理が行き届いたプールが必要であり，水着となる必要もある．特殊な環境下での事故などのリスクも増加することが予想され，対応するマンパワーや指導者の負担も大きい．

水中での身体反応は陸上とは違うことも多いが，水中では特に心拍数の増加が抑えられ，陸上より 1〜2 割減少するといわれる．このため，心肺リスクのある患者の運動強度を管理する場合には注意が必要で，陸上と水中で運動強度の変化の少ない Borg scale を併用し

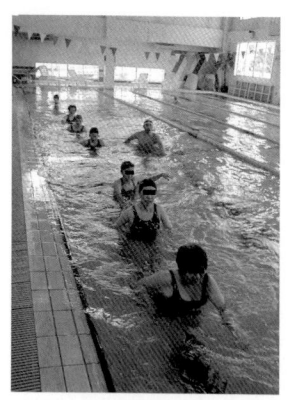

- 浮力の効果
- 抵抗の効果
- 水温の効果
- 水圧の効果

図1　水中運動療法の効果（文献1）より引用）

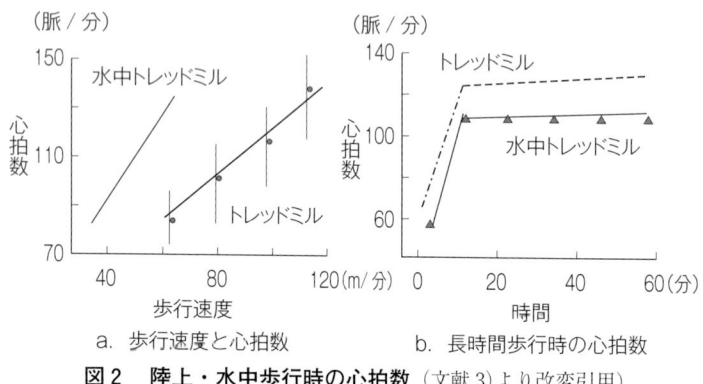

図2　陸上・水中歩行時の心拍数（文献3）より改変引用）

a. 歩行速度と心拍数
b. 長時間歩行時の心拍数

なければならない．さらに水位や水温，歩行スピード，歩行方法，体力などにより心拍数や筋活動は陸上運動以上に変化することもある（**図2**）．したがって，疾患やリスクをもった患者に対する水中運動は，陸上での運動以上に個別に対応した運動処方とリスク管理のもとで行われることが望ましい．

文　献

1) 川北慎一郎：リハビリテーション技術―水中運動療法．臨床リハ　**12**：1098-1100，2003

2) 川北慎一郎：水中方パターンの違いによる運動量と筋疲労の検討．総合リハ **32**：1085-1089, 2004
3) 堀田　昇, 他：新しい水中運動装置を用いた運動療法．体力研究 **42**：11-17, 1995

〔川北慎一郎〕

B. 運動器障害

10 急激なADL悪化には短期入院による集中的リハビリテーションが有効

> ● エッセンスとピットフォール
>
> 医療と介護の連携が今後の重要課題であると指摘されてから久しくなるが，基本的に維持期（生活期）のリハは介護保険で行われるようになりつつある．介護保険サービスを利用する際は，医療的リハによりできるだけ生活の自立度を上げてから利用することが介護保険法にも記載されている．しかし，いまだ不十分である．また最近，介護保険によるリハ利用中の急激なADL悪化に対して，介護保険サービスの中で対応しようとして不成功に終わることも，しばしば経験される．このような患者を救うためには，今後は医療的リハのさらなる柔軟な対応・利用が検討されるべきである．

■ 症 例

70歳の男性で，2年前に脳梗塞による左片麻痺をきたし，約3カ月間の入院リハの既往がある．退院後は，屋内外とも杖とプラスチック型短下肢装具を使用して，ゆっくりと歩行でき，要介護1で入浴サービスと週1回の通所リハ（デイケア）と週1回の訪問リハを利用していた．在宅生活維持のため，廊下やトイレには手すりを設置し，なんとかトイレ歩行などは自立していた．ところがある朝，玄関で転倒し，腰部打撲後の疼痛が強く動けなくなった．自宅で安静にしていたが，1週間後に訪問リハのスタッフの勧めで整形外科を受診した．腰椎圧迫骨折の疑いがあると診断されたが，入院の希望

がなかったため，介護保険でのリハサービスを再開して経過をみることになった．腰痛が継続したため，実際には約1カ月間は歩行することはなく，ベッド上で尿瓶を使用しての臥床が続いた．1カ月後に腰痛が軽減したため立位をとらせようとしたが，下肢での体の支持ができず介助が必要であり，ポータブルトイレへの移乗にも介助が必要であった．この間に今までみられなかった失禁も，ときどきみられるようになった．ケアマネジャーとリハスタッフが相談して，通所リハを週2回，訪問リハを週2回に増やして経過をみることになった．しかし，それから1カ月経ってもポータブルトイレや車いすへの移乗にも軽介助を要した．訪問リハスタッフの勧めで，転倒から2カ月後に当院のリハ科へ外来受診となった．第1腰椎圧迫骨折による腰痛は改善していたが，体幹や非麻痺側下肢筋力低下が著明で，歩行は介助でも不可能であった．すでに発症から2カ月経過しており，回復期リハ病棟への入室はできないため，一般病棟で1日2回週5回の入院リハを行った．入院1カ月後にはポータブルトイレの使用が自立し，2カ月後には見守りでのトイレ歩行ができるようになり，退院となった．

■ 考　察

　介護保険サービスが始まってから10年以上経過し，リハ治療の中で維持期（生活期）のリハサービスは医療保険から介護保険に移行して行われるようになってきた．それ自体は避けられないとしても，介護保険法第一章第一条や第四条に述べられているように（表1），介護サービス利用前にADLの自立を支援するリハが行われることとされている．しかし，介護サービスを利用する際には介護支援のみとなり，自立支援の視点が忘れられていることは決して少なくない．この原因の一つは，サービス調整をするケアマネジャーの知識や能力に差があるためだと思われる．また本症例でみられるように，脳卒中などの既往があると短期間の安静で容易に廃用をきたし，著明にADLの悪化をきたすことがよくみられる．このように急激なADL低下に対して，それまで利用していた介護保険サービス（リハを含む）では対応しきれず，結局はADL低下のまま固定し

表1　介護保険法

第一章　第一条（要旨）
本法律の目的：加齢に伴って，要介護状態になった者に，必要な保健医療サービスおよび福祉サービスに係る給付を行い，<u>要介護状態になった者が有する能力におうじて自立した日常生活を営むことができるよう</u>，国民の共同連帯の理念に基づき，介護保険制度を設け，それにより国民の保健医療の向上および福祉の増進を図ることを目的とする
第一章　第四条（抜粋）
「国民は，<u>自ら要介護状態となることを予防するため</u>，加齢に伴って生ずる心身の変化を自覚して常に健康の保持増進に勤めるとともに，<u>要介護状態になった場合においても</u>，<u>進んでリハビリテーションその他の適切な保健医療サービス及び福祉サービスを利用すること</u>により，その有する能力の向上に努めるものとする」

てしまうことになりかねない．もともとADLが不十分な患者が，骨折や肺炎を発生すれば入院となり，治療と併用して多くは入院リハが依頼される．1週間の臥床安静でも，やっと歩行していた患者は歩行できなくなり，寝たきりになることもしばしばある．最近の法改正により介護保険でのリハサービスでも，悪化時の短期集中リハが認められるようにはなったが，回復期リハ病棟のリハとは量的な差は大きい．本症例も，もう少し早くリハ科に受診すれば，回復期リハ病棟で週7日リハを行い，もう少し早く自宅復帰できたであろうし，逆にもう少し受診が遅れれば症状の固定により歩行不能となったと想像される．現状の医療や介護保険制度の枠組みの中で，病気の重症度だけではなく，ADL低下の重症度も考慮した入院および回復期リハの適応を考える必要がある．

〔川北慎一郎〕

B. 運動器障害

11 対麻痺患者に対する歩行訓練の可能性

● エッセンスとピットフォール

　対麻痺患者の移動方法としては，車いすが最も実用性を有する．しかし，立位や歩行を行わずに車いす座位をとり続けることによって生じる下肢の関節可動域制限や骨萎縮などの二次的合併症は，みすごせない問題である．しかし近年，新しい長下肢装具が開発され，また機能的電気刺激（FES：Functional Electrical Stimulation）や動力化機構と組み合わせたハイブリッドな下肢装具も出現しており，車いすとの併用を考えた訓練も考えられている．また一方，下肢の不全麻痺に対する歩行訓練にはCPG（Central Pattern Generator）を賦活する部分免荷トレッドミルを利用した歩行訓練の有効性が証明されている．

■ 症例1

　20歳の男性（大学生）で，交通事故によるTh8/9の圧迫骨折とTh8の脊髄損傷で大学病院に入院し緊急手術後，リハ目的で当院の回復期リハ病棟へ転院してきた．Th9以下の完全対麻痺であったが，約4カ月のリハで車いすでのADLは，ほぼ自立した．しかし，立つことや歩くことへの希望も強かったため，walkabout（内側股継手付き長下肢装具）を処方して立位や歩行訓練を行った（**図1**）．約2カ月で，ロフストランド杖を2本使用してゆっくりと20 mの歩行が可能となり，退院となった．大学では車いすと併用してwalkaboutを付け，立位で実習も受けているとのことである．

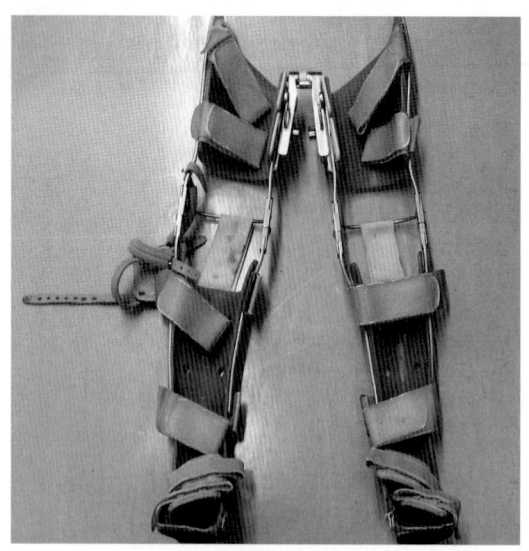

図1 walkabout（内側単股継手付き長下肢装具）

■ 症例2

　72歳の男性で，大学病院で腹部大動脈瘤の術後に突然両下肢麻痺をきたした．脊髄梗塞と診断され保存的加療後，リハ目的で当院の回復期リハ病棟へ転院してきた．L1以下の知覚はほぼ消失していたが，S領域は保たれていた．両下肢の筋力はMMT 2～3で，尿閉のため介助での間欠導尿が必要であった．約2カ月のリハ後には車いすの移乗や操作および自力での間欠導尿が可能となった．このころより下肢筋力はMMT 3と改善がみられ，つかまり立ちが可能となった．しかし，歩行しようとしても下肢は振り出せず，膝折れもみられた．そこで，部分免荷でのトレッドミルを使用した歩行訓練を開始した．1カ月後には下肢筋力もMMT 3～4と改善し，歩行器での歩行も可能となった．その後も部分免荷でのトレッドミル歩行訓練を継続し，2カ月後には杖歩行が可能となり退院した（**図2**）．現在，外来通院中であるが，尿閉に対しては改善はみられなかった．

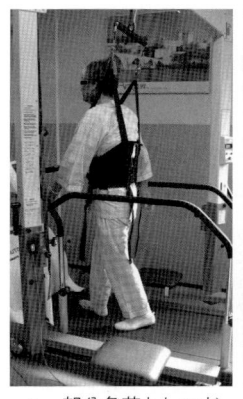

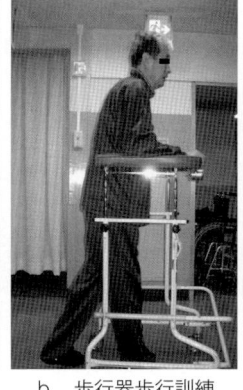

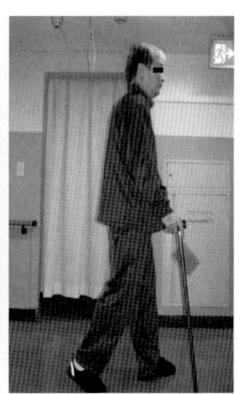

a. 部分負荷トレッドミル歩行訓練　　b. 歩行器歩行訓練　　c. 杖歩行訓練

図2　部分負荷トレッドミル歩行訓練とその後の経過

■考　察

　対麻痺患者の移動方法として，現状では車いすが最も実用的である．しかし長期に立位や歩行を行わず，車いす座位をとり続けることにより生じる下肢の可動域低下や骨萎縮などはみすごせない問題であり，また立位や歩行への願望が存在することも否定できない．このような現状を踏まえて，今まで実用的歩行は不可能とされてきた対麻痺患者の立位・歩行再建のための新しい下肢装具の開発が進んでいる．

　日常生活において実用性の高い短下肢装具が利用できるのは，脊髄損傷においては下位腰髄損傷患者または不全麻痺患者に限られる．よって，車いすの実用性に勝る機能をもつ長下肢装具はまだ実現されていない．対麻痺用としては交互歩行用装具（RGO：Reciprocating Gait Orthosis）とwalkaboutがある．RGOは1980年代に開発され，現在でも汎用されている対麻痺歩行システムである．体幹装具と両側長下肢装具で構成され，骨盤帯背部で両側の股継手をケーブルで連結し，一側が伸展すると他方が屈曲する連結機構をもたせ，交互歩行を実現させている．これに対してwalkaboutは1992年製品化され，装着が容易で使いやすく車いすとの併用が可能とい

う利点もあり，われわれも数例使用してきた．その後，股継手を改良した primewalk となり，やや歩行速度も向上したとされる．しかし，まだまだ歩行速度は遅く，実用的歩行レベルには達していない．そのため FES や動力化機構を組み合わせた HAS（Hybrid Assistive System）の研究も進められており，今後，対麻痺患者の移動や歩行自体が変わる可能性を有している．

　一方，以前から動物による実験において下肢運動制御（locomotor pattern）に関する中枢が脊髄に存在することが報告されており，近年ヒトにおいても脊髄レベルの中枢として CPG の存在が示唆されている．この CPG を賦活することにより，脊髄損傷患者の下肢においても健常者の歩行と同様の筋収縮パターンが認められている．このような CPG の概念を基盤として脊髄損傷患者に対する部分免荷でのトレッドミル歩行訓練の効果が報告されるようになり，特に不全対麻痺患者の歩行訓練の有効性へのエビデンスが蓄積されている．一方，完全対麻痺患者への部分免荷でのトレッドミル歩行訓練の有効性はまだ十分とはいえないが，下肢装具を付けて歩行訓練を行うことによる効果は期待されている．

〔川北慎一郎〕

B. 運動器障害

12 転倒骨折の予防に必要なもの

● エッセンスとピットフォール

　転倒による骨折から要介護となる高齢者の増加を防ぐ対策として，転倒予防は重要となっている．そのため，転倒時の大腿骨頸部骨折を減少させる目的で開発されたヒッププロテクターを検討する機会が増えている．ちなみに，ヒッププロテクターの装着を在宅高齢者自身に指導するだけでは，着用の受け入れ率（コンプライアンス）も悪く，無効であるといわれている．しかし，転倒リスクの高い患者のみを選択し，家族の協力のもと着用してもらったり，または施設入所者に対して着用管理を行えば，大腿骨頸部骨折の発症が50～70％程度減少することがわかってきており，利用すべき手段の一つである．

■ 症　例

　78歳の女性で，多発性脳梗塞によるパーキンソン病と診断され，神経内科へ通院中であった．趣味のゲートボールへ行く途中に転倒し，左大腿骨頸部骨折で入院となった．翌日，人工股関節置換術（THA）が施行され，翌日にはリハが依頼された．ベッドサイドから術後プログラムに沿ったリハを開始し，1週間後には車いすやポータブルトイレへの移乗は見守りで可能となった．そして，1カ月後にはシルバーカーでの屋内歩行も見守りで可能となった．しかし，転倒の恐怖感から積極的な歩行はしたがらず，周りも転倒のリスク回避からリハ目標を最小限のADL活動にとどめる傾向がみら

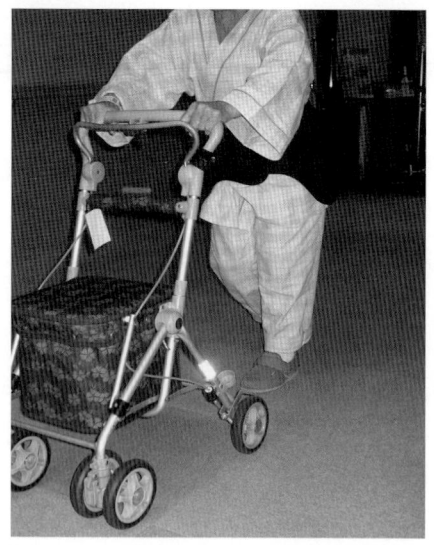

図1 ヒッププロテクター装着での歩行

れた．そこで，転倒による骨折のリスクを減少させ活動意欲を向上させるために，家族と相談してヒッププロテクターを装着して歩行してもらうことにした（**図1**）．その後は，しだいに自信を取り戻し，歩行時の見守りも不要となったため退院となった．退院後は，外出時には家族が指導してヒッププロテクター装着し，ゲートボールにも出かりるまでに回復したとのことであった．

考 察

高齢者では，特別な疾患がなくても転倒しやすくなり，転倒による骨折（特に大腿骨頸部骨折）はその後の要介護状態の大きな原因となるだけでなく，医療経済的にも大きな損失となるとされる．そのため，転倒予防に関する運動指導が積極的に取り組まれる必要がある．一方で，転倒骨折を一度経験すると，本人も周囲も転倒に対する恐怖感が生まれ，骨折リスクを過大に捉えて必要以上に活動性が低下することもよくみられる．このことにより ADL や IADL（Instrumental ADL）そして QOL（Quality of Life）が著しく低下させられる．

ヒッププロテクターは転倒による外力を減衰し，大腿骨頸部骨折を予防するために開発されたものである．日本でも1990年代後半から導入が試みられるようになり，大転子部を覆うパッドの硬いシェル状のものと軟らかいジェル状のもの数種類が発売されている．また介護製品の下着として一般販売されているものもある．ヒッププロテクターの装着による大腿骨頸部骨折の予防効果は，装着時での骨折減少率25～65％程度と報告されているが，最大の欠点は本人の受け入れ率の低さにあるとされる．しかし，再転倒のリスクの高い患者に対して，在宅では同居家族，施設では施設職員が着用を管理すれば，確実に大腿骨頸部骨折が減少すると思われる．またそれ以上に，着用により移動時の転倒恐怖感が減少し，ADLやIADL低下を予防しQOLを向上することに貢献すると考える．本症例も骨折後，一時あきらめていたゲートボールに見守りではあっても復帰できるきっかけとなったのは，ヒッププロテクターの装着効用であった．

　高齢者医療において，転倒骨折の予防は今後ますます重要になると思われるが，環境整備，運動指導，骨粗鬆症治療などとともにヒッププロテクター導入も一つの有効な手段として利用されるべきと考える．

文献

1) Parker MJ, et al：Effectiveness of hip protectors for preventing hip fractures in elderly people：systematic review. *BMJ* **332**：571-574, 2006

〔川北慎一郎〕

B. 運動器障害

13 運動器障害患者への積極的な認知症治療

●エッセンスとピットフォール

入院リハ依頼の患者で，特に増加が著しい疾患の一つに骨粗鬆症関連の脊椎圧迫骨折がある．最近1年間に当院の整形外科へ入院して，リハ依頼があった新鮮脊椎圧迫骨折患者は約120例あった．この患者を検討したところ約半数に認知症の合併がみられた．すでに抗認知症薬の投薬を受けていた患者も一部いたが，入院リハ中に投薬調整や新たな認知症薬を投与することによりADL向上につながる例も確認されている．

■症 例

82歳の男性で，10年前から間質性肺炎で内科からステロイド治療を受けていた．2年前に脳梗塞のため軽度左片麻痺をきたし，屋内は独歩，屋外は杖歩行レベルであった．1年前からは道を間違えて家に帰れなかったり，投薬管理ができず家族に頼るようになったりしていた．屋内で転倒し，腰痛のために動けなくなったため，当院の整形外科への入院となった．MRIではL1に新鮮な圧迫骨折を認め，ダーメンコルセットを処方され，その後にリハを依頼された．改訂長谷川式簡易知能評価スケール（HDS-R：Hasegawa's Dementia Scale-Revised）は11点で見当識障害もみられ，易興奮性であった．軽度左片麻痺を認めたが，両下肢や体幹の筋力は保たれていた．そこで，疼痛をみながら基本動作の訓練を開始した．入院1週間で移乗が見守りレベルで可能となったので，車いすでのトイレ

移動を開始したが,自室の位置を覚えられなかった.そこで,家族の同意のもとメマンチン塩酸塩5mgを投薬開始し,回復期リハ病棟へ転棟となった.腰痛が改善傾向だったので,看護師の見守りで歩行器を使用してトイレ歩行訓練を開始したが,あいかわらず自室が覚えられず怒りっぽかった.メマンチン塩酸塩を15mgに増量したころより,やや穏やかになり,またトイレ後に自力で自室へ帰れるようになった.HDS-Rも13点とやや改善傾向がみられた.その後,杖歩行での屋内移動が自立したため,回復期リハ病棟に入室6週で退院となった.

考 察

社会の高齢化に伴い入院患者も高齢化し,患者には高齢者に特異的な疾患が重複してみられることが増えている.高齢化すると脳卒中による入院患者が増加することは,われわれが統計している脳卒中地域連携パスデータからも明らかであった.また,慢性閉塞性肺疾患や骨粗鬆症関連の骨折,特に脊椎圧迫骨折と大腿骨近位部骨折で入院し,リハが依頼されることも年々増えている.これらの患者はいくつかの疾患を合併していることが多い.とりわけ認知症の合併率は高く,リハの最大の阻害因子となっている(**表1,2**).入院した脊椎圧迫骨折では47.7%に認知症がみられ,認知症のないグループの自宅退院は96%,退院時のFIMは118.7に対して,認知症があると自宅退院は80%となり退院時のFIMも85.7であった.また,大腿骨近位部骨折でも51.6%が認知症をもっており,認知症のないグループの自宅退院は96.7%,退院時のFIMは118.9に対して,認知症があると自宅退院は65.6%と低下し,退院時のFIMも73.2と著しく悪い予後であった.近年,認知症に対する治療薬の開発は盛んではあるが,いまだ著しい効薬はみられない.しかし,従来から使用されてきたドネペジル塩酸塩に加えて,効果の異なるコリンエステラーゼ阻害薬(ガランタミン臭化水素酸塩,リバスチグミン)やグルタミン酸NMDA受容体拮抗薬(メマンチン塩酸塩)が使用可能となった.認知症治療は,環境やケア,リハなどの非薬物療法が基本ではあるが,症状に合わせてこれら新薬などを使いわ

表 1　脊椎圧迫骨折と認知症（n=107）

年齢：80.8歳　男：29例　女：78例（72.9%）	
・認知症あり：51例（47.7%）	・認知症なし：56例
・HDS-R：平均14.8（1～27）	・HDS-R：平均27.6（24～30）
・平均年齢：84.6歳*	・平均年齢：77.1歳
・自宅退院：80%*	・自宅退院：96%
・退院時FIM：85.7*	・退院時FIM：118.7

＊：p＜0.01

表 2　大腿骨近位部骨折と認知症（n=62）

年齢：81.2歳　男：12例　女：50例（80.6%）	
・認知症あり：32例（51.6%）	・認知症なし：30例
・HDS-R：平均12.7（2～26）	・HDS-R：平均27（24～30）
・平均年齢：85.0歳*	・平均年齢：76.5歳
・自宅退院：65.6%*	・自宅退院：96.7%
・退院時FIM：73.2*	・退院時FIM：118.9

＊：p＜0.01

表 3　脊椎圧迫骨折リハ患者への認知症治療薬

認知症への投薬治療（n=51）	
投薬内容（主なもの）	うちリハ後の投薬開始
ドネペジル塩酸塩　　13例	ドネペジル塩酸塩　　3例
メマンチン塩酸塩　　6例	メマンチン塩酸塩　　2例
リバスチグミン　　　1例	リバスチグミン　　　1例
アマンタジン塩酸塩　4例	アマンタジン塩酸塩　3例
パロキセチン塩酸塩水和物　4例	パロキセチン塩酸塩水和物　2例
計＝25	計＝8

けることにより，認知機能やADLに好影響がみられることはよくある．本症例でも，リハやケアとともに薬物の効果によりADLが向上したと考えられた．また，**表1, 2**で示した運動器疾患リハ患者の認知症治療について調査したところ，退院時には認知症を認めた約半数の患者に治療薬が投与されていた．また，リハ入院中に投薬が開始された患者は約30%であった（**表3, 4**）．認知症患者は転倒

表4 大腿骨近位部骨折リハ患者への認知症治療薬

認知症への投薬治療 (n=32)	
投薬内容(主なもの)	うちリハ後の投薬開始
ドネペジル塩酸塩　　6例	ドネペジル塩酸塩　　3例
メマンチン塩酸塩　　4例	メマンチン塩酸塩　　1例
リバスチグミン　　　1例	リバスチグミン　　　1例
アマンタジン塩酸塩　4例	アマンタジン塩酸塩　2例
パロキセチン塩酸塩水和物 5例	パロキセチン塩酸塩水和物 1例
計=17	計=6

のリスクが高く[1]，また認知症を治療すると転倒骨折のリスクが減少すると報告されている[2]．このことからも，ケアへの関与，投薬の管理に協力が得られる家族をもつ患者への認知症治療の開始時期として，転倒骨折によるリハ入院はよい機会になりうると考えられる．

文献

1) Allan LM, et al：Incidence and prediction of falls in dementia：a prospective study in older people. *PLoS One*　**4**：e5521, 2009
2) Tamimi I, et al：V Acetylcholinesterase inhibitors and the risk of hip fracture in Alzheimer's disease patients：a case-control study. *J Bone Miner Res*　**27**：1518-1527, 2012

〔川北慎一郎〕

C. 内部障害・嚥下障害・その他

1 がんに対するリハビリテーションの意義

● エッセンスとピットフォール

機能回復リハモデルによれば，日常生活活動（ADL：Activities of Daily Living）が低下すれば並行関係にあるQOL（Quality of Life）も低下してしまうので，リハアプローチは存在意義を失う．そのため，そのような状況になった患者には，これまでリハ介入は行われてこなかった．しかし診療報酬改定もあり，末期がん患者へのリハ介入が行われるようになった結果，ADLが低下してもQOLの向上はありうることが証明され，がんにおけるリハの意義が明確に認められるようになった．

■症　例

　60歳代の男性で，診断は肺がん，多発性骨転移，頸部脊椎転移であった．局所療法としての外科手術や放射線療法の適応もなく，抗がん剤による薬物療法も治療抵抗性となり，使用する薬剤が尽きた状態であった．呼吸器科の主治医からベッドサイドでの関節可動域訓練など，がんのリハの依頼があった．患者は下肢に強い四肢麻痺があり，疼痛緩和のために大量の麻薬投与が行われていた．食事も含めADLは全介助で，1カ月前より座位をとることもなく寝たきりの状態で，食事量も少なかった．しかし意識は清明であり，希望を聞くと「車いすに座って，病室から出ること」という答えであった．そこでベッドアップもしていなかったので，ベッドアップを行ったところ起立性低血圧が起こり，背部や肩の疼痛増悪もみられた．

予後 基本姿勢	年〜月単位	月〜週単位	週〜日単位
立てる （歩く）	第一目標 ADL 中心		
座れる		第二目標 ADL QOL	
寝ている			第三目標 QOL 中心

図1　がんリハビリテーション目標の変化

まずは，下肢の関節可動域訓練をすることから始め，全身倦怠感は軽減し，食事量や動こうという意欲の増大がみられた．次に下肢を弾力包帯で巻き，ストレッチャーでリハ室へ行くことにした．そしてリハ室では血圧をみながら，斜面台でベッドアップ訓練を開始した．2週間後には，短時間リクライニング車いすに座ることが可能となった．そのころより表情もよくなり，麻薬量を減量することが可能となり，便通の改善もみられ，患者の満足度は大きかった．それからはリハスタッフが決まった時間に来ることを楽しみに待つようになり，リクライニング車いすで外出することも可能となった．2カ月後には脳転移をきたしたため意識混濁となり，経口摂取できなくなった後，1週間後に永眠された．家族からはリハが大きな喜びであったと感謝された．

■考　察

治癒的ながん治療が望めず，緩和ケア中である患者に対しての具体的なケア内容について，適切なものがみつからず難渋することも多いと思われる．そのような患者にもリハアプローチは存在し，緩和ケアに貢献しうると考える．リハを含む医療者の大局的目標は患者のQOLの向上にある．一般的にはリハ医療の目的として，低下したADLを向上させることにより，QOL向上を目指すのが基本的な考えである．しかし，進行性のがん患者に対するリハが行われるようになって再認識させられたのは，ADLとQOLは必ずしも並行関係にはないということである．つまり，緩和ケアにおけるリハア

プローチでは患者のQOLを優先して，患者の希望に耳を傾けることから始めるべきである．そしてADLが向上しようが低下しようが，QOLを向上させるために希望と現実のギャップを縮めることを第一の目標としてアプローチすべきである．そうすれば，どのような状況でもリハ介入は可能で求められるものとなる．

　寝たきりだった患者にリハを開始することで多くの効果がみられる．実際にリハが開始されると，スタッフは最低1日20分間患者に寄り添い，話を聞くことになる．本症例でみられるように寝たきりでADL向上が望めなくても，リハで関節可動域訓練や起立台訓練をすることにより，倦怠感の緩和や便秘・不眠の改善，そして疼痛の軽減までもがみられることもある．がん患者のもつ全人間的苦痛（スピリチュアルペインを含む）を緩和するために，リハが役立っていると実感することも多い．したがって今後，がん患者へのリハが特殊なものでなく，一般的な治療・ケアとして普及することが望まれる．

文　献

1) 安部能成：緩和ケアとしてのリハビリテーション・オンコロジー．関節外科 **26**：81-86，2007

〔川北愼一郎〕

C. 内部障害・嚥下障害・その他

2 認知症にリハビリテーションは有効⁉

●エッセンスとピットフォール

　急性期病院では，疾患・身体障害へのリハ患者が認知症を合併していることはよくある．しかし，身体障害をもたない認知症患者へのリハは，主に施設での入所リハや通所リハとして行われている．その有効性のエビデンスに強いものは少ないが，現実見当識訓練（RO：Reality Orientation），音楽療法，回想療法などが行われている．また運動療法や脳活性化訓練が行われることもある．ときに明らかな有効性を実感することもあるが，何を実施するかは対象者の認知症のタイプや進行度，周辺症状などの状況に合わせて実施されることが重要である．

■症 例

　76歳の女性で，1年前から活動性低下と電話の対応ができなくなり，アルツハイマー型認知症と診断され，ドネペジル塩酸塩の投与を受けるようになった．改訂長谷川式簡易知能評価スケール（HDS-R：Hasegawa's Dementia Scale-Revised）は20点であった．MRIでは両側頭頂葉を中心に萎縮を認め，SPECTでも同部位に血流低下を認めた．しだいに日付けや場所に関する見当識障害や記銘力の低下も進行し，さらにうつやアパシーの傾向も出現して外出しなくなったため通所リハ（デイケア）を開始した．まず，日常生活に即した記憶の改善を目標に，見当識のROとして日付けと日々の課題などを日記に記入してもらうよう指導した．また，集団での回想法

表 1　学習療法における原則（文献 1）より引用）

①読み書き計算に絞った学習課題を提供
②一人ひとりに合わせた学習課題を提供
③自力学習が可能となる学習課題を提供
④すらすら無理なくできる満点（100 点）主義を徹底
⑤毎日，短時間（10〜20 分）集中，継続学習の工夫
⑥コミュニケーションの確保と満足感を得るための即時
　フィードバック（褒める，認める）を実施

やゲーム，運動療法，音楽療法も取り入れてもらった．3 カ月後には HDS-R の変化はなかったが自発性は向上し，月・場所・季節を誤ることがなくなり，家でも家事を手伝うなどの行動の変化を認めた．その後，6 カ月後には外出するようになり，HDS-R も 22 点と改善がみられた．

■考　察

認知症に関する診断技術の進歩に伴い，認知症に対する薬物療法とともに認知症に対するリハへの期待も高まってきている．認知症に対するリハでは，現実見当識の強化を目的とした RO や過去の振り返りを通じて高齢者の心理的安定や人格統一を図る回想法，音楽のもつ生理的・身体的・社会的働きを障害の改善に応用した音楽療法などの実践が広く行われている．また，脳機能訓練や身体運動，栄養，食行動から認知症の発症を抑制しようとする介入実践も盛んである．しかし，残念ながら多くは有効性に対する科学的根拠が乏しいとされている．運動に関しては予防効果のエビデンスが報告されていることは第 2 章の「11. 介護予防とリハビリテーション」で紹介したが，治療については不確実である．しかし，脳機能訓練は一定の条件下での有効性が証明されつつある（**表 1**）．認知症のリハとして一般に推奨されるのは RO である．最近，特に誤りを排除した学習中での RO が有効であるとされている．その他，行動療法や今後起こりそうな事態に焦点をあてた行動療法アプローチ，バリデーション療法（**表 2**），レクリエーション療法などが行われる．

認知症の多くは他の老年期障害，つまり運動機能，感覚機能，自

表2　バリデーション療法（varidation therapy）（文献2）より改変引用）

○認知症の人たちとのコミュニケーション術として開発され，「共感し，その人の価値を認め力づける」ことを意味する
○バリデーション療法の特徴は，徘徊や騒ぐことも「意味がある」と捉え，なぜ徘徊するのか，なぜ騒ぐのか，その人の人生に照らして考え，共に行動するというものである
○主なバリデーション療法として以下がある
　・真心を込めたアイコンタクトをする
　・いったことを繰り返す，極端な表現を使う
　・体に触れる，高齢者の好きな感覚を用いる
　・思い出を話す，はっきりした低い・優しい声で話す
　・音楽を使う，事実に基づいた言葉を使う

律神経機能の障害も伴っている．したがって，歩行障害や嚥下障害，排尿障害などADLの主要部分の低下もみられることが多く，これらを認識したうえでのリハプログラムを考える必要がある．また認知症には，その病因・疾患に応じた脳回路障害，病変部位の脆弱性パターンがあり，それぞれで意欲低下や問題行動の起きやすさも異なる．それらの認知症のタイプや進行度，その時の周辺症状，ADLに合わせて，柔軟にリハプログラムが選択され，実施されることが重要である．また，ADLの向上が期待できなくてもQOL向上にはより有効と判断される例もある．認知症のリハは患者だけでなく，家族や介護に関わる人々への支援を合わせて，初めて有効と考えられる例も多いので，指導を含め生活を配慮したリハを実践することが何よりも大切である．

文　献

1) 川島隆太：アルツハイマー病の予防と進行防止―脳機能訓練が有効であるとの立場から．*Cognition and Dementia* **5**：66-69, 2006
2) Feil N：Validation；An empathetic approach to the care of dementia. *Clinical Gerontologist* **8**：89-94, 1989

〔川北慎一郎〕

C. 内部障害・嚥下障害・その他

3 せん妄対策としてのリハビリテーション

● エッセンスとピットフォール

　高齢患者が増し，入院前には問題行動のなかった患者でも，入院後にせん妄（特に夜間せん妄）をきたす患者が増加している．治療を継続し安静を保つために，その対策としてまず抗精神病薬の投薬が一般的には行われるが，傾眠傾向となり，その結果として誤嚥性肺炎や重度の廃用症候群をきたすことも少なくない．また，せん妄があるとリハも遅れることが多いが，せん妄があれば逆に早期から積極的にリハを依頼し，体を動かすことで生活のリズムをつくり，リハスタッフも協力してベッド周囲のADL支援や不安を緩和する環境調整を行うことが基本的な対策として重要である．

■ 症　例

　70歳代の女性で，2年前から両膝痛があったため整形外科に外来通院中であった．数年前から軽度の認知症のため，投薬の飲み忘れが多くなり家族が管理していた．また歩行も不安定となり，屋外歩行には杖を使用するようになった．入浴も自宅ではやや困難となったため，介護サービスを利用して入浴するようになった．介護度は要介護1と認定されていた．屋外を散歩中に転倒し，左大腿骨頸部骨折をきたし整形外科へ入院となった．入院翌日には人工股関節置換術（THA：Total Hip Arthroplasty）を受けた．ところが術後よりせん妄をきたし，大声を出してベッドから起き上がるなどの問題行

動がみられたため,ハロペリドールの注射と内服が施行された.しかし夜間は騒ぐが,昼は傾眠となる昼夜逆転傾向となり,食事も介助されオムツ使用のままのためリハの開始も躊躇されていた.術後1週間しても昼夜逆転は改善しなかったため,ベッドサイドでのリハ依頼があった.ベンゾジアゼピン系の睡眠薬を中止してもらい,抗精神病薬の投与も減量してもらったうえで理学療法士と作業療法士により日中の身体・精神活動などのリハアプローチを開始した.同時に看護師や家族に協力してもらい見慣れた時計やカレンダー,家族の写真をベッドサイドに置き,時間排尿の促しや自力での食事摂食訓練も開始した.しばらくの間は夜間常夜灯をつけることにした.リハ開始1週間後には,投薬がなくても夜間は寝るようになり,食事も自立し,ポータブルトイレをナースコールして軽介助で使用可能となった.その後はせん妄の再発はみられず,1カ月後には杖使用にて歩行自立となり退院となった.退院後は週2回の通所リハ(デイケア)を行っている.

■ 考 察

　認知症をもつ患者や認知症はなくても高齢の入院患者が増加している.外科手術後だけでなく,異環境下での安静加療により,入院後に入院前には認められなかったせん妄(特に夜間せん妄)をきたし,問題となる患者も増加している.せん妄は通常急性に発症し,変動性をもつ注意の障害＋軽い意識障害とされる(表1).診断には神経心理学的検査では捉えられないことも多く,変動することが特徴である.また原因疾患自体の改善を遅らせ,しばしば新たな合併症を引き起こし,入院期間を長期化させる原因となることも多い.これらは治療する側にとって治療経過や治療結果が予測とは違うことになり,信頼や治療継続の妨げにもなりうる.せん妄は認知症患者だけでなくすべての入院患者に発症する病態であり,発症した場合には通常は抗精神病薬を中心とした抑制を強める治療が行われる.しかし,この時に必要であるはずのリハの介入は,むしろ躊躇され遅れることが多い.せん妄をきたした場合,治療の上でもリハの介入は必要であり,体を動かし,日中積極的な活動を行うことが

表1 一般的身体疾患によるせん妄 (DSM-Ⅳ) (文献1)より引用)

A. 注意を集中し,維持し,転動する能力の低下を伴う意識の障害(すなわち環境認識における清明度の低下)
B. 認知の変化(記憶欠損,失見当識,言語の障害など),またはすでに先行し,確定され,または進行中の認知症ではうまく説明されない知覚障害の出現
C. その障害は短期間のうちに出現し(通常数時間から数日),1日のうちで変動する傾向がある

> 簡単な会話や状況理解にも集中できない
> 注意の障害+軽い意識障害
> 通常急性発症,変動性

表2 せん妄の治療における環境要因などの調整 (文献2)より引用)

・わかりやすいコミュニケーション:眼鏡・補聴器・義歯の装用,家族・介護者にコミュニケーション方法を指導
・見当識の強化:おかれた状況を不安なく理解してもらう.時計,カレンダー,情報の掲示,担当者の固定
・誤認・不安の原因除去:医療スタッフの会話,医療器具(警告音)に注意
・心が和むものをおく:家族の写真,愛用の物
・薄暗がりを避ける:錯覚・誤認を避ける常夜灯
・外界との交流:会話,テレビ,音楽など
・体を動かす:ADLの励行,関節可動域訓練,座位,立位,歩行
・夜間の排尿コントロール:時間排尿など
・投薬内容のチェックと調整

基本的治療としてしばしばせん妄の軽減に役立つ.加えて,不適切な投薬はむしろ中止や減量することが,よい結果となることもある.せん妄状態では問題行動を抑制するだけではなく,看護師やリハスタッフは家族と協力してコミュニケーションを支援するとともに,むしろ積極的に環境要因を調整し(**表2**),可能な活動を行うことが必要であると考える.

文 献

1) American Psychiatric Association : Diagnostic and Statistical Manual of

Mental Disorders 4th ed. American Psychiatric Association, Washington, 1994, pp 133-155
2) Michaud L, et al：Delirium；guidelines for general hospitals. *J Psychosom Res* **62**：371-383, 2007

〔川北慎一郎〕

C. 内部障害・嚥下障害・その他

4 慢性閉塞性肺疾患へのリハビリテーション効果

● エッセンスとピットフォール

近年，慢性閉塞性肺疾患（COPD：Chronic Obstructive Pulmonary Disease）患者は増加しており，しばしば急性増悪による呼吸困難での入院も多くなっている．このような患者が入院中に廃用症候群をきたし，歩行や ADL が悪化すればリハが依頼されるが，ADL の悪化がない場合にはリハは依頼されず，そのため呼吸リハを経験したことのない患者も多い．症状が安定している COPD 患者であっても，呼吸リハを一定期間継続・指導することで呼吸困難や歩行耐久性，QOL などが改善することが認められている．患者のためには，今後いっそう取り組むべきリハである．

■ 症 例

70 歳の男性で，3 年前から労作時に呼吸困難を自覚し，当院の呼吸器内科へ通院して気管支拡張薬の投与を受けていた．また，1 年前からは経鼻で 0.5～1.5 l/分で在宅酸素療法も開始されていた．Fletcher-Hugh-Jones 分類[1]では 4 で，ADL は可能だが，1 年前からは外出ができない状態であった．そして，風邪をひいたことがきっかけで，痰が多くなり呼吸困難が悪化し動けなくなり当院へ入院となった．1 週間の点滴加療により，ほぼ入院前の状態に戻ったが，呼吸リハの経験がないためリハが依頼された．身長 164 cm，体重 60 kg で肺機能は肺活量（VC：Vital Capacity）2,490 ml（77％），1 秒

量(FEV1.0：Forced Expiratory Volume in One Second) 750 ml, 1秒率(%FEV1.0：Percentage for Forced Expiratory Volume in One Second) 41.3%と高度な閉塞性障害を呈し, 血液ガス値は酸素 0.5 l/分吸入下で動脈血酸素分圧(PaO$_2$：Arterial Oxygen Tension) 76.9 Torr, 動脈血二酸化炭素分圧(PaCO$_2$：Arterial Carbon Dioxide Pressure) 39.1 Torr であった. 安静時に呼吸困難は訴えなかったが, 頸部筋の緊張は強く, やや努力様の呼吸パターンを示していたため腹式呼吸は不可だった. 6 分間歩行距離は酸素 1.5 l/分の吸入下で 255 m, 酸素飽和度は 96%から 93%とわずかな低下のみであったが, 歩行直後の呼吸困難は Borg scale で 5 を示した. まず, リラクセーションと口すぼめ呼吸, 腹式呼吸を指導したところ数日でおおむね可能となった. 歩行耐久性アップのための歩行訓練や下肢の筋力強化訓練を 1 週間施行し, 排痰法や呼吸筋のストレッチ体操, ADL の方法などの指導を行った. 退院後は週 1 回の外来リハを継続することにした. 退院 8 週後には VC 2,530 ml, FEV1.0 770 ml, PaO$_2$ 77 Torr, PaCO$_2$ 41.4 Torr と肺機能, 血液ガスは不変であったが, 6 分間歩行距離は 397 m に改善し, Fletcher-Hugh-Jones 分類も 3 となり, 家の周囲を散歩できるようになった.

◼ 考 察

　COPD は, 気道閉塞によって不可逆性の肺機能障害をもたらす疾患である. この肺機能障害は呼吸困難という不快な症状を生み, 低酸素血症やしばしば繰り返される急性増悪と相まって, 心肺機能の低下を介した運動耐容能・活動能力低下を引き起こし, その結果, 患者の QOL を大きく障害する. そのため COPD の治療においては, 薬物療法, 酸素療法などの内科的な治療だけでなく, 運動療法やケアに至る包括的な戦略が必要とされる. 急性増悪直後には適切な医療的処置を中心とし, リハでは排痰, 呼吸介助などが行われる. 症状が安定した時期には, 可能な限りの積極的な運動療法を行うことにより, 呼吸困難の改善, 歩行耐久性の向上, QOL の向上が得られるという強いエビデンスが示されている. 呼吸筋のストレッチや呼吸法訓練の効果に対しては, 強いエビデンスはないが, 心理的な効

表1　呼吸リハの効果（エビデンスレベル）（文献3)より改変引用）

A	B
・運動療法は，主要な構成要素である ・呼吸困難を軽減させる ・QOLを改善させる ・6〜8週の呼吸リハは，いくつか有益な効果があるが，12〜18カ月かけて減少する ・低・高負荷運動療法は臨床的に有効である ・筋力訓練は筋力と筋量を増やす ・上肢の支持なしの持久力訓練は有効であり，呼吸リハに加えるべきである	・下肢筋の訓練は，低負加より高負荷強度のほうが生理学的効果が大きい ・ルーチンの吸気筋訓練は必須の構成要素である証拠はない ・患者教育は不可欠であり，相互的自己管理と増悪の予防，治療を加えるべきである ・慢性閉塞性肺疾患以外の慢性呼吸器疾患患者においても有効である

果も含めQOLには貢献していると思われる（**表1**）．

呼吸リハのプロセスは，①適応患者の選択，②患者の評価と個別プログラムの作成，③プログラムに基づく呼吸リハの実施，④終了時の再評価と，それに基づく維持的リハからなる．患者の選択として，症状や重症度から判断され，COPD重症度分類[2]でステージ3期（30%<%FEV1.0<50%）の患者に呼吸リハが施行されることが多い．しかし軽症であっても，またより重症であってもリハ意欲があり，リハ可能な状態であればCOPD患者にはより広くリハが行われるべきである．その際，転倒や虚血性心疾患のリスクをもった患者などに対して，適切にリスクを評価し対応することはいうまでもない．呼吸リハの最終的な目的は，患者の日常生活における心身の状態を改善させ，良好な状態を維持することである．しかし，COPD患者は骨・心血管・栄養などの多臓器の合併症をもつことも多い．目的を達成するためには，呼吸器科医が呼吸器以外の多臓器の併存症を管理する医師との連携を図り，そしてリハ治療，栄養指導，心理的サポート，在宅ケアなどの多職種が患者のためにチームとして働けるかどうかが重要になると考える．

文 献

1) HUGH-JONES P, et al：A simple standard exercise test and its use for measuring exertion dyspnoea. *Br Med J* **1**：65-71, 1952
2) 日本呼吸器学会COPDガイドライン第3版作成委員会（編）：COPD診断と治療のためのガイドライン 第3版．メディカルレビュー社，2009
3) Ries AL, et al：Pulmonary Rehabilitation：Joint ACCP/AAVPR Evidebced Based Clinical Practice Guidelines. *Chest* **131**：4S-42S, 2007

〔川北慎一郎〕

C. 内部障害・嚥下障害・その他

5 糖尿病の運動指導では筋トレも重要

● エッセンスとピットフォール

　糖尿病，特に2型糖尿病の主な病態生理学的特徴はインスリン抵抗性といわれる．近年，メタボリック症候群の概念が誕生したが，その病態基盤もインスリン抵抗性である（図1）．したがって，これらへの対策としての運動の目的もインスリン抵抗性の改善ということになる．インスリン抵抗性が改善すると筋での糖の取り込み率が増大するが，そのためには有酸素運動だけではなく，筋量増加のためのレジスタンス運動が必要であるとされている（表1）．

```
            インスリン抵抗性の改善
                   ↓
              高インスリン血症
    ┌── 高血圧（交感N亢進，R-A活性，Na貯留）
    ├── 高脂血症（脂肪分解抑制，脂肪合成促進）
    ├── 内臓脂肪型肥満
    └─→ 動脈血管内皮の障害（動脈硬化）
```

図1　メタボリックシンドロームと運動
（文献1）より引用）

表1　インスリン抵抗性改善とは（文献1）より引用）

- 運動により骨格筋の糖消費は増大（直接作用）
- 骨格筋における糖の取り込み率が増大（これがインスリン抵抗性の改善，筋の酵素活性が変化する）
- 筋量の増加は糖をグリコーゲンとして貯蔵する能力を増大（有酸素運動＋レジスタンス運動が必要）

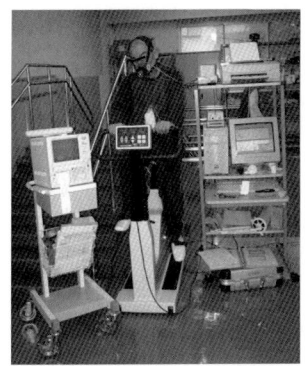

・無酸素運動では血圧上昇，血管収縮
　（カテコールアミン上昇）
・筋疲労　（乳酸蓄積）
・エネルギー源は糖
　（内臓脂肪を消費しない）

図2　ランプ負荷による無酸素性作業閾値（AT）測定
二酸化炭素産生が酸素摂取量の増加割合を超える時点をAT（無酸素性作業閾値）という

■ 症　例

　糖尿病のコントロール不良で入院した58歳の男性．入院後，内服薬増量により血糖コントロールが安定したため，運動療法の指導目的で当科へ紹介された．2週間の栄養指導，生活指導などの教育入院を行った．目立った合併症はなかったが，心電図検査で軽度ST低下が疑われた．そのため運動療法指導前に当科でも運動負荷心電図検査を行い問題ないことを確認した後，さらにランプ負荷による無酸素性作業閾値（AT：Anaerobic Threshold）測定を行った（**図2**）．ATでの脈拍数は125であったので，できるだけこの脈拍数内での自転車エルゴメータを使用した有酸素運動を指導した．さらに退院1週間前からは，低負荷のダンベルを使用した上肢近位筋の等張性運動やスクワットなどの下肢運動も行った．そして，退院時には実施可能と思われる週3〜5回の30分の散歩と週2回の短時間の筋力訓練を指導した．

■ 考　察

　2型糖尿病やメタボリックシンドロームの背景にある肥満，インスリン抵抗性に対しては，運動療法を継続することが有効であることはよく知られている．そして，運動療法と食事療法を併用するこ

表2　運動負荷心電図の適応（文献2)より引用）

① 検査要
症状，既往歴あり，安静時に心電図異常あり，男50歳以上，女60歳以上，中等度以上の運動，危険因子2つ以上（高血圧，糖尿病，高脂血症，たばこ，家族歴）
② 方法
マスター2段階段試験（非監視型，6 METs），トレッドミル（監視型，Bruce法；予想最大心拍80％以上），自転車エルゴメータ（ランプ負荷，AT測定）

表3　運動強度の設定法（文献3)より引用）

① 心拍数による設定
　・最高心拍数の60〜80％（100〜120/分）
　・カルボネンの式による設定〔(HRmax－安静HR)×0.5＋安静HR〕
② 酸素摂取量による設定
　・ATレベル（最高酸素摂取量の50〜70％）
　・近年の運動強度基準は健康および活動には30〜40％で可
③ 自覚症状による設定（Borg scale 11〜13）
④ 心電図による設定（運動負荷心電図の病的所見以下）

とにより，身体のエネルギーバランスを長期的にかつ継続的に保つことで脂肪組織を減少させることが肥満を解消し，インスリン抵抗性を改善させる効果を生む．さらに，運動療法で骨格筋に質的にも量的にも変化が生じ，インスリン抵抗性を改善させることで治療効果を高めるとされる．実際に安全で有効な運動療法を行うために，運動強度を意識した運動指導が行われる．まず，合併症などの特定の運動リスクがないかを確認した後，運動負荷心電図の適応者（**表2**）にこれを実施する．実施方法は各人の運動内容へのニーズなどを考慮して決める．厳密な有酸素運動を目指すためにはAT測定が必要であるが，そのためには呼気ガス測定装置が必要であり，よって多くの場合は年齢による目標心拍数設定（**表3**）による運動指導が行われている．また，自覚的運動強度を示すBorg scaleも併用されることが一般的である（**表4**）．目標基準となる1日の歩数を決めた

表4 Borg scale（主観的運動強度）（文献4）より引用）

6	
7	VERY VERY LIGHT（非常に楽である）
8	
9	VERY LIGHT（かなり楽である）
10	
11	LIGHT（楽である）
12	
13	FAIRLY HARD（ややきつい）
14	
15	HARD（きつい）
16	
17	VERY HARD（かなりきつい）
18	
19	VERY VERY HARD（非常にきつい）
20	

り，決められた週のエクササイズ量（1エクササイズは3METs）を目標にすることも勧められている．1990年以降のアメリカスポーツ医学会の運動処方ガイドラインでは，筋量を増大するレジスタンス運動を週2回実施することが追加されている．また，最近では脳卒中や脊髄損傷などにより後遺症が残った障害者において，ADLのいかんにかかわらずインスリン抵抗性の悪化がみられることが明らかになり，その対策が今後の課題となっている．

文 献

1) 佐藤祐造：糖尿病運動療法の今日的課題．日本臨床スポーツ医学会誌 **11**：1-9, 2003
2) 内藤義彦，他：循環器疾患予防のための身体活動．EBMジャーナル **4**：48-56, 2003
3) 市原義雄，他：運動負荷試験に基づく運動処方．日本臨牀 **58** 増刊号：192-197, 2000
4) Borg G：Percieved exertion as an indicator of somatic stress. *Scard J Rehabil Med* **2**：92-98, 1970

〔川北慎一郎〕

C. 内部障害・嚥下障害・その他

6 高度肥満患者に対する運動療法のコツ

● エッセンスとピットフォール

　糖尿病，高脂血症，高血圧などに代表される生活習慣病は，近年ではメタボリックシンドロームと呼ばれ，その概念は一般市民にも浸透してきた．同時に，これらに対する運動療法への関心は医療現場でも世間でも大きく高まったと考えられる．リハは，運動指導の専門として内科から期待され，適切な運動負荷量の設定や運動種目の決定など，積極的に関わる機会が増えてきている．また，これには肥満患者に対する運動療法も含まれている．ところで肥満患者では，有酸素運動を行うにあたり，トレッドミルやエアロバイクを使用できないことがある．その場合，上肢エルゴメーターを使用して運動療法を行うと目的が達せられることがある．

■ 症　例

　44歳の女性で，肥満（体重140 kg）と糖尿病の患者である．すでに高度の変形性膝関節症があり，膝の疼痛のためほとんど歩行ができず，実用移動手段は以前から車いすである．体重の増加と血糖コントロール不良のため，代謝内科に入院となった．まずはインスリン投与量の見直しと食事療法が開始され，運動療法（減量および耐糖能改善目的）はリハが担当することになった．

　患者は歩行が困難であるため，有酸素運動を行う手段はトレッドミルではなく，エアロバイクを選択した．ところが，当院のエアロ

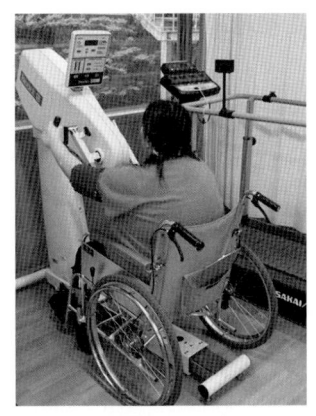

図1　上肢用のエルゴメーター

バイクに耐荷重制限があることを，この時に初めて知ることとなった．6台設置されているエアロバイクの耐荷重は，5台が100 kgまでであり，残る1台も110 kgまでであった．

なお，当院には上肢用のエルゴメーター（**図1**）も設備されている．文献的には上肢だけの運動で減量や耐糖能改善の効果が得られるかは不明であったが，歩行困難の症例であってほかに手段もなかったため，上肢用エルゴメータで運動療法を実施することにした．運動負荷量の設定では，予測最大心拍数（220－年齢＝176）の60％（心拍数105/分）が有酸素運動レベルであると考え，これを運動中の目標心拍数（target HR）とした．目標心拍数前後を維持するような上肢用エルゴメータ運動を1回につき40分間連続で行い，これを1日2回（午前・午後）実施することにした．

土日を除く週5日の実施頻度で4週間継続した．患者は1日2回の運動療法を一度も欠かさず実行し，運動中の目標心拍数もほぼ厳守できた．その結果，食事療法（1,600 kcal/日）と併用での効果だが，体重は治療開始時の140 kgから128 kgに減少し，4週間で12 kgの減量に成功した．

■考　察

有酸素運動を行う場合，エアロバイクやトレッドミルは，運動負

表1　エアロバイクとトレッドミルの耐荷重

	エアロバイク	トレッドミル
国内　標準型（家庭用）	80〜100 kg	90〜110 kg
国内　業務用	100〜110 kg	120〜130 kg
米国	130〜180 kg	

（2012年9月時点）

荷量をほぼ一定に設定できる利便性から広く利用されている．

　日本で流通しているエアロバイクの耐荷重（**表1**）は，標準的（家庭用）なものでは80〜100 kgが多いが，業務用（医療用含む）では100〜110 kgのものがみられる．同じく日本で流通しているトレッドミルの耐荷重は，標準的なもので90〜110 kg，業務用で120〜130 kgと説明されている．

　国内の標準的なリハ室の設備状況は当院と変わらないと思われる．130 kgを超える国内の肥満患者に対し，われわれはエアロバイクやトレッドミルを利用した標準的な運動療法が行えないということになる．一方，米国製のこれらの機器の耐荷重は130〜180 kgで設定されているが（**表1**），日本製よりも価格は高い（約2〜3倍）．一部のスポーツジムなどを除き，米国製は，まだ日本では多く流通していないようである．日本人の肥満は米国人の肥満ほど深刻ではないため，日本では耐荷重設定が米国より低くてもほとんど問題ないのであろう．しかし，食の欧米化などにより，日本人の体格も世代ごとに大きくなってきている．今回のような症例は，今後の医療現場で増えるかもしれない．リハ室の運営上，あるいはリハ治療のリスク管理上，エアロバイクやトレッドミルの耐荷重制限を把握しておいたほうがよい．なお，減量を目的とした有酸素運動を上肢エルゴメーターで行った経験は，当院でもまだ数例しかない．上肢運動だけでも有効であることが事実であれば，下肢障害などのためエアロバイクやトレッドミルが利用できない患者にも治療適用が広がる．今後明らかにすべき課題である．

〔八幡徹太郎〕

C. 内部障害・嚥下障害・その他

7 腹部ドレーン留置患者に運動療法を立案する際の留意点

● エッセンスとピットフォール

　開腹手術では，術後の超早期からのリハ介入が当然となってきたが，術後の廃用予防のための可及的早期からの離床支援がその目的の一つである．この場合，ときには多数のドレーン（ドレナージチューブ）留置がある術後管理下で，これらを誤って引き抜いたりしないよう注意しながら座位・起立・立位・歩行などの動作訓練を進めていかねばならない．また，消化器疾患の保存的治療では腹部のドレーン留置が長期に及ぶこともまれではないが，患者自身の活動が常にこれに束縛されているわけではない．ドレーンバッグを肩吊りにするなど工夫が施され，院内を歩いたり，リハ室で訓練を行ったりすることが推奨されている．しかし，ドレーン留置の位置やチューブの留め方によっては，各種運動療法にリスクが伴う．腹部ドレーンに精通していないリハ医療従事者が運動療法を行う際には腹部ドレーンの注意点を主治医に確認することが必要である．

■ 症例 1

　68歳の男性で，胆管がんによる胆道閉塞のため強い黄疸と全身倦怠感をきたし消化器内科に入院となった．減黄処置として入院時に経皮経管胆管ドレナージ（PTCD：Percutaneous Transhepatic Cholangio Drainage）が施された（図1）．減黄処置によって黄疸・倦怠感・食欲不振の改善傾向がみられ，活動性も回復しつつあった．

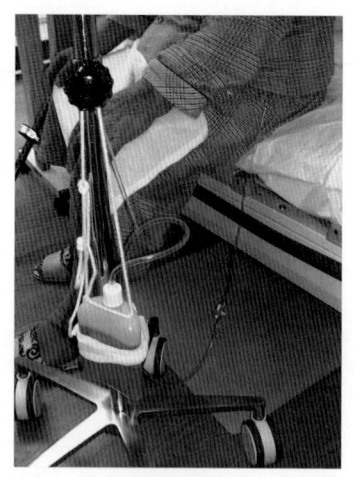

図1 経皮経管胆管ドレナージ挿入中の患者

さらなる活動性回復の支援のため運動療法を行ってほしいとのリハ依頼内容であったが，患者自身は，PTCDによる対症療法だけで起居や起立，短距離の自力歩行が可能となっていた．自主的に行える全身運動の内容を増やすため上半身の体操を指導した．しかし，そのことを知った主治医から上半身体操はやめてほしいとの連絡があった．

症例2

64歳の女性で，S状結腸がんの手術後の患者であり，手術翌日からベッドサイドでリハを開始していた．術後の回復は良好であった．術後5日目，ダグラス窩ドレナージは留置されたままであったが，病棟では入浴以外の生活動作と歩行は自立していたため，今後は運動耐容能の回復がリハの課題であると考えた．術後7日目，リハ室でエアロバイクを利用した有酸素運動を開始した．しかし，そのことを知った主治医からエアロバイクは即刻やめるようにと指示された．

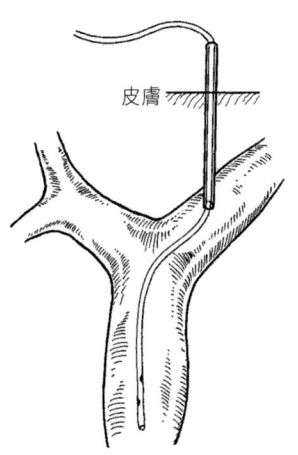

図2 経皮経管胆管ドレナージ挿入の模式図

■ 考 察

　PTCDは，皮膚や肝臓を通して肝内胆管に直接にチューブを挿入し（**図2**），胆汁を持続的に体外排泄させるものである．そのチューブが閉塞したり逸脱（抜ける）したりすると，胆汁排泄が滞り，胆管炎の原因となる．留置中は閉塞や逸脱に対する留意が必要である．さて，PTCDのチューブ固定は皮膚に施されるのみである．そのため，上腹部の動きが激しいものであると，皮下でチューブが逸脱する可能性がある．症例1では，主治医はそのことを危惧し，上半身体操の中止を指示してきたのである．

　ところで，ダグラス窩は直腸と膀胱（子宮）の間に位置し，腹腔の最下部である（**図3**）．下部消化管（結腸，直腸）の手術後や消化管穿孔の術後は，ダグラス窩にドレーンを留置することが一般的とされている．ダグラス窩には静脈叢があるため，ドレーンの機械的刺激による出血に留意が必要である．症例2では，ダグラス窩にチューブが挿入されたままなのに，サドルに腰掛けて自転車をこぐという行為を安易に行うのは言語道断だというのが主治医の見解であった．

　ここで出てきた腹部ドレーンについて注意点を示す．

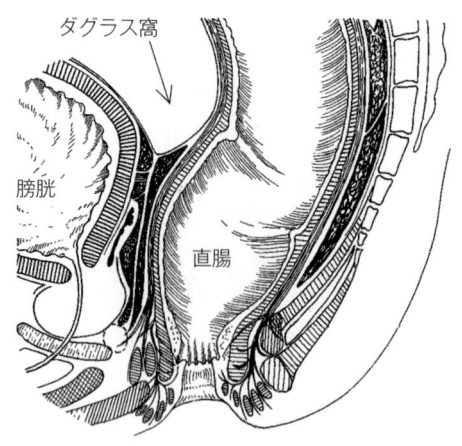

図3 ダグラス窩

①胆囊，胆管，膵臓のドレーンに対しては，上半身の極端な動きによりチューブ逸脱の可能性があることを考慮する．

②ダグラス窩ドレーンに対しては，過度の機械的刺激により静脈出血の可能性があることを考慮する．

ただし，それぞれに必要な運動制限の程度について標準的な見解はない．われわれとしては，まず「リスクはないのか？」と即座にひらめく癖を身につけることが最も大切であって，具体的な注意点についてはドレーン挿入した医師に直接確認するのが最善策である．

〔八幡徹太郎〕

C. 内部障害・嚥下障害・その他

8 哺乳リハビリテーションとは

● エッセンスとピットフォール

　新生児特定集中治療室（NICU：Neonatal Intensive Care Unit）に代表される新生児・乳児病棟から，「哺乳リハお願いします」という依頼を受けることがある．「哺乳リハって，いったい何？」と受け手のわれわれのほうが思ってしまう．セラピストが担当した場合，小児専門のセラピストなのか，それとも言語聴覚士なのか，「哺乳リハ」の言葉だけでは判断に迷う．そこで，病棟の様子をうかがうと，看護師がかわるがわる児を抱っこし，哺乳瓶を盛んに口にあて吸啜を促している．しかし，児は啼泣が続く．看護師は「全然飲めないから体重も増えない」と状況を説明する．確かに児は口に含んでいるだけでなかなか吸おうとしないし，看護師側も徐々に無理やり押し込むような状況である．ここでよくある質問は，「どんな嚥下リハをしたらいいんですか？」である．ところが，その児はまだ首がすわっていない低緊張児だったということがよくある．その場合は，適切に頭頸部の保持サポートを行うだけで，即座に哺乳量が増えることもある．

■ 症　例

　修正4カ月の女児である．在胎時より発育遅延があり，在胎36週目に帝王切開で出生した．出生時のアプガー指数（Apgar score）は7点で，出生時体重が1,070gの低出生体重児であった．日齢2日

より哺乳を開始したが，吸啜がうまく行えず，哺乳後半は口をモグモグするだけで，そのため経鼻胃管からのミルク注入を併用していた．消化は良好であったが，体重の伸びは緩やかであった（修正40週：1,233 g，修正1カ月：1,777 g，修正2カ月：2,412 g，修正3カ月：2,852 g，修正4カ月：3,122 g）．修正3カ月ごろから吸啜はよくなってきたが，それでも哺乳量は十分に増えなかった．修正4カ月，嚥下がうまくいかない様子があるのではとのことでリハ受診となった．なお，発育遅延の要因として先天性奇形症候群などが疑われていたが，確定診断に至っていなかった．以下に，児の状態を示す．

　社会性：目線を合わせたり，あやすと盛んに声を出し，ときに笑いがみられ，おおむね修正月齢相当であった．

　運動性：首すわりはまだなく，腹臥位では頭部が起こせなかった．背臥位では両下肢の自動運動はあるが挙上が不十分であった．両手どうしの協調性や手と口との協調性はみられた．

　反射など：引き起こし反応では頭部は後傾したままであり，四肢は低緊張であった．消失すべき原始反射は消失していた．

　口腔：周辺の過敏性はなかった．

児は，修正4カ月でもまだ首のすわらない低緊張児であった．病棟では，頭頸部が反り返ったままの抱っこで哺乳させている状況であったため，頭頸部が反らないように腕で保持するよう抱きかかえ方を指導した．この時，頬と下顎部も手で固定できるように工夫した（図1）．これによって児の哺乳時の頭頸部は安定し，取り組み初日の児の哺乳量増加は明らかであった．

■考　察

「哺乳が進まない」の訴えが特に目立ってきたのは修正4カ月（月齢5カ月）であった．通常の児であれば，抱っこして哺乳させる時に首がすわっている月齢である．本症例では，まだ首がすわっていないのに，通常の乳児に対するのと同じような抱き方で哺乳していたことが，児の哺乳を阻害する原因の一つであった．低緊張児でときどきみられる事態である．

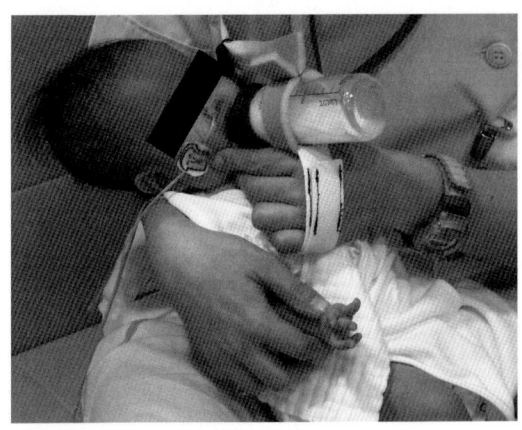

図1 首すわりが遅れている乳児への哺乳サポート
前腕を後頭部に回し，児の頭頸部が後屈しないように支える．さらに，哺乳瓶を保持する反対の手では，哺乳瓶に装着した特製の自助具で頬や顎を支持できるようにしてある

　低出生体重児を多く扱うNICUなどの新生児・乳児病棟には，低緊張児が多い．低緊張児の運動発達が遅れがちであることは，新生児・乳児病棟に勤務の看護師であれば常識のようだが，一方，低緊張児を保育するのにどうサポートしたらよいかは熟知していない．リハ科専門医は少なくとも，このような病棟側の落とし穴をカバーする立場となって看護師やスタッフを指導していくべきである．

　リハ科専門医は，乳児は頭頸部後屈位だと吸啜・哺乳がしにくいことを知っておかねばならない．月齢3〜5カ月で哺乳の進まない乳児をみたら，低緊張の有無，首すわりの有無などをチェックし，いずれかを認めるなら哺乳時の抱っこの仕方や頭頸部の状態をチェックすべきである．図1のような頭頸部の保持サポート，頬や顎の保持サポートは奏効することがあり，まずはこれを試みるのがよい．ちなみに「哺乳リハ」とは，当院のNICUの看護師がつくった造語である．全国に通じる用語かどうかは不明であるが，「嚥下リハ」を依頼されるよりはまだましかもしれない．

〔八幡徹太郎〕

C. 内部障害・嚥下障害・その他

9 嚥下外来でみる嚥下障害のない患者!?

● エッセンスとピットフォール

　摂食・嚥下障害のリハは広く認知されるようになり，必ずしも適応でなさそうな患者もときどきみられる．食欲不振で摂食しない患者や，まったく肺炎の既往のない高齢者の摂食開始時にも摂食・嚥下リハを依頼されることも多い．マンパワーの関係からも不可能なため，病棟の看護師にスクリーニングを依頼したりしている．また，本人の訴えが「食物がのどにつかえて通りにくい」ではあるが，嚥下障害ではないいわゆる「咽喉頭異常感症」と思われる例もときどき経験する．それは半夏厚朴湯などの漢方が著効する病態であり，鑑別疾患として知っておきたい疾患である．

■ 症　例

　70歳の女性で，主訴はのどに食事がつかえて通りにくいというものであった．数年前から不眠傾向や食欲低下があり，内科で抗うつ薬や安定剤の投与を受けていた．また内科からの紹介で，胃腸科や耳鼻咽喉科で咽頭，喉頭，上部消化管の内視鏡検査も受けたが，異常は指摘されなかった．訴えは続くため，機能的な評価を目的にリハ科の嚥下外来へ紹介された．リハ科の受診時にも訴えは多岐にわたり，疲れやすい，集中力が続かない，寝つきが悪い，些細なことが気になるなどとともに，食物がのどにつかえるので食事が進まないというものであった．実際に体重減少もみられた．しかし，診察

してみると水飲みテストではむせもなく問題なかった．また，反復唾液嚥下テスト（RSST：Repetitive Saliva Swallowing Test）でも，唾液嚥下は30秒間に4回可能で正常であった．そこで，抗うつ症状の一つとしての咽喉頭異常感症と考え治療することにした．すでに抗うつ薬などが投与されていたので，半夏厚朴湯を1日5gで処方した．処方1週後には咽頭の閉塞感の軽快がみられ，1カ月後には違和感も完全に消失した．その後は投与量を1日1回2.5gに減量したが，再発はなく，寝つきもよくなり，体重も回復した．

■考　察

摂食・嚥下障害へのリハが普及したことにより，最近では高齢の内科疾患患者の嚥下機能評価，摂食訓練の依頼が著しく増加している．リハ科として，リハ依頼が増えるのは喜ばしいことではあるが，誤嚥の既往がまったくみられない高齢者の経口摂取開始時に，すべての患者をリハ科で評価して食事開始するよう依頼する主治医には少し困ったものだと感じている．実際には，言語聴覚士を通じて病棟看護師を指導してもらい病棟でスクリーニングを行ってから，問題ある患者のみをリハ科で評価し，嚥下リハを処方している．

一方で，患者自身がのどのつかえを強く訴え，自ら飲み込みに障害があると主張してリハ科外来を受診してくる人たちもいる．この場合には，まず器質的な疾患を否定するために咽頭や食道などの内視鏡的検査が必要である．また，機能的障害の原因となる脳疾患の有無を検討するために頭部のCTやMRIも一度は検査することが望ましい．しかし，それらや嚥下機能にも異常がみられないにもかかわらず，食物がのどを通りにくいと訴えてリハ科へくる患者がいる．この場合は，咽喉頭異常感症であることも想定して，治療を試みるべきである．本症例のように，すでに抗うつ薬や安定剤の投与歴があることも多くみられる．したがって，咽喉頭異常感症を疑った時は積極的に漢方処方を試すべきであると考える．漢方の処方は，基本的には証（症状）の確認が望ましいとされる．漢方の専門的評価には経験を要し，一般的には困難であるが，腹力くらいは確認すべきである．そして，原則として虚証の人に実証の漢方薬は投与す

べきではない．咽喉頭異常感症では，多くは半夏厚朴湯が有効である．虚証が強い時は，香蘇散や加味逍遥散，柴胡桂枝乾姜湯がより効果的なこともある．また腹力が弱くなく，咳や痰が多い時には柴朴湯が，腹力が強い男性には柴胡加竜骨牡蛎湯がよいとされる．漢方の使用では，証や病態が患者に合致した時には急速に症状が改善することがよくある．そして，この時の改善の多くは複数の症状にわたる．したがって，原因や治療法が確立しておらず，訴えの多い病態をもつ患者に対しては，漢方は試みられるべき治療手段の一つあると考える．

〔川北慎一郎〕

C. 内部障害・嚥下障害・その他

10 徒手筋力検査のあいまいさ

● エッセンスとピットフォール

　徒手筋力検査（MMT：Manual Muscle Testing）は，リハ科，整形外科，神経内科など，運動学・運動器・神経学の分野できわめてメジャーな評価手段である．これらの分野をまたいで情報共有や情報伝達を可能にし，共通言語としての役目も果たす．0～5の6段階評価からなるが，中間のMMT3の定義が「重力に抗する最低限の筋力」となっており，これを境としてその上下の段階定義も憶えやすい．しかし，MMTの4と5の判定は定義上，検者の主観に委ねられている．そしてその境目の判断は，臨床現場では常に迷うところである．筋力測定機器で数値化した筋力実測値とMMTの結果を対比すると，MMT4およびMMT5とは，筋力実測値では非常に広い数値幅であることがわかっている．今後，治療効果の判定などを目的として筋力の変化や推移を捉えるためには，筋力を数値化できる筋力測定機器を利用することも必要である．

■症　例

　58歳の女性で，皮膚筋炎を発症した．ステロイドを中心とした内科的治療は治療効果があり，6カ月の経過で病勢の鎮静化が得られた．発症時は下肢の筋力低下を自覚したが，治療によって回復の経過をたどり，ステロイドの内服量も漸減された．

　治療開始直前の下肢に関する自覚症状は，立ち上がりと階段昇降

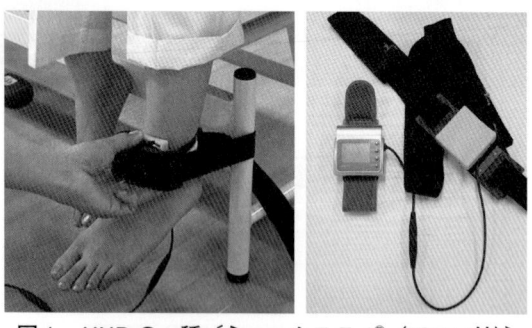

図1 HHDの一種〔ミュータス F-1®（アニマ社）〕

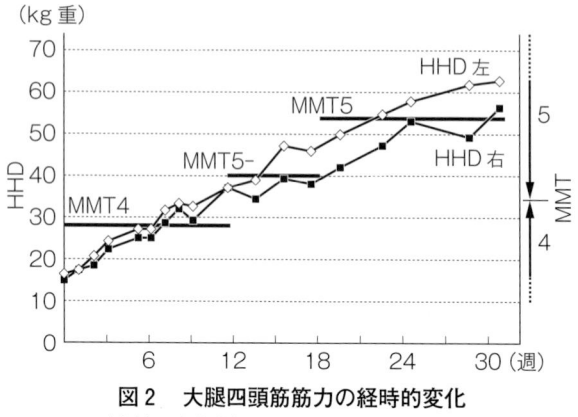

図2 大腿四頭筋筋力の経時的変化
MMT（太線，右縦軸）とHDD（細線，左縦軸）の対比

の困難であった．平地歩行には自覚的な支障はなかった．治療開始直前における大腿四頭筋のMMTは4であった．その後の大腿四頭筋のMMTの経過は，治療開始後3カ月で5−，治療開始後5カ月で5であった．

筋力の経時的評価はHand-Held Dinamometer（HHD）（**図1**）でも行った．MMTでの経時的変化とHHDでの経時的変化を**図2**に重ねて示した．本症例で筋力が改善したことは，MMTでは月単位でしか捉えることができなかったが，HHDでは週単位で変化を捉えることができた．また，本症例で測定できた範囲内では，MMTの4に相当するHHDの筋力実測値はおよそ15〜35 kg重の幅が該当し，MMTの5に相当するHHDの筋力実測値はおよそ35〜65

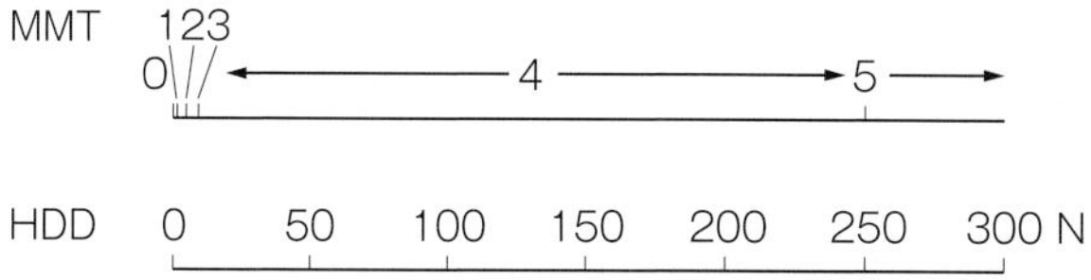

```
MMT  123
      0 //   ←——— 4 ———→ ←——— 5 ———→
HDD   0   50  100  150  200  250  300 N
```

図3　MMTとHDDの対比（上腕二頭筋）（文献1）より引用）

kg重の幅が該当した．すなわち，筋力の経時的変化の表現力についてはHHDが明らかに勝り，MMTによる経時的変化の表現は実に大雑把であることが明白となった．

■考　察

　MMT4またはMMT5と判定される筋力は，実測値では上下に非常に幅広いものであることが本症例でも示された．また，上腕二頭筋での研究結果ではMMT4が示す筋力実測値の幅が特に幅広いとの指摘もあり（図3），MMT4の主観判定の有効性を疑問視する声がある．

　これまで筋力の数値化にはCybex®など大型の筋力測定装置が必要であったが，近年，等尺性筋力の測定に関しては小型化した機器が登場している．図1のHHDに関しては，ベルト固定法を導入することによって検者間の測定結果の再現性が確保されている．なお，本症例のようにMMT4〜5の範囲内における筋力増減の推移を捉えようとした場合，HHDを用いると筋力の変化や推移をより細かく捉えることが可能であった．具体的には，ステロイド投与による筋力回復の治療効果を週単位の変化で捉えており，その意味での臨床価値はMMTよりも格段に高いと考えられる．今後，このような小型筋力測定機器をどのように臨床で活用していくか，試みる価値は大きく，その臨床応用がおおいに注目されるところである．

文　献

1) van der Ploeg RJ：Measuring muscle strength. *J Neurol* **231**：200-203, 1984

〔八幡徹太郎〕

C. 内部障害・嚥下障害・その他

11 脳卒中患者の胃瘻作成は，嚥下リハビリテーション後に

エッセンスとピットフォール

　日本静脈経腸栄養学会の胃瘻作成プロトコールは，胃瘻作成時の基準として利用されている．しかし，慢性疾患の患者とは違う急性期脳卒中患者では，必ずしもすべての患者でプロトコールに沿った胃瘻作成が行われるべきではないと考える．作成するとすれば，あくまでリハ計画全体の中で経口摂取というADLの予後予測のもとで作成されるべきであり，リハにより早期に不要となる例の胃瘻作成は慎重に行われるべきである．

■ 症　例

　64歳の男性で，めまい，失調で入院し，MRIで右延髄外側症候群（ワレンベルグ症候群）と診断され，点滴加療とリハが開始された．症状は，体幹失調による歩行障害と右球麻痺による摂食障害が主であった．約1カ月で歩行器による歩行は自立したが，経口摂取はゼリーでも依然むせがみられたため，発症1週後から経鼻経管栄養の開始となった．発症1カ月後に行った嚥下造影検査（VF：Video Fluorography）では，検査用ゼリーでも右梨状窩の残留が多かったが，ベッドを45°ギャジアップさせて横向き嚥下を行うとなんとかクリアが可能であった．主治医から胃瘻作成の提案があったが，リハ病棟で経口訓練を積極的に進めることになった．まず経鼻経管を抜去し，朝夕2回は間欠的経口食道経管栄養法（図1）を実施した．また，昼食前にはバルーン拡張法を実施した後，ミキサー食の半量

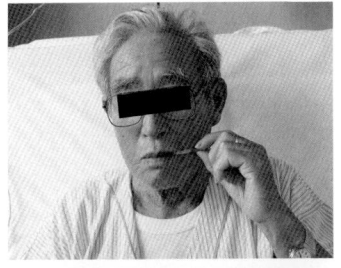

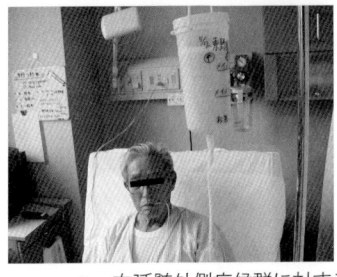

a. 右延髄外側症候群に対する間欠的口腔食道経管栄養の実際

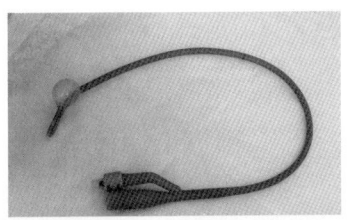

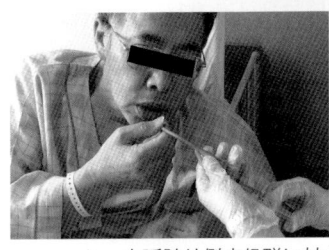

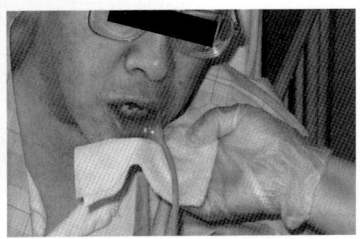

・摂食訓練が数カ月必要な患者で運動機能および精神機能が保たれている時に利用する
・短時間に経管栄養の施行が可能で下痢も減る
・経管に縛られることなく，美容上も有利
・手技は数回練習すれば，本人による施行が可能
・機序は不明だが，嚥下機能の改善に効果がある

b. 右延髄外側症候群に対するバルーン拡張法後の経口訓練

図1　間欠的口腔食道経管栄養法

を横向き嚥下を併用し介助のもと摂取してもらった．発症2カ月で独歩可能となり，精神機能もよかったのでバルーン拡張法や間欠的口腔食道経管栄養法は，ほとんど自力で可能となった．発症3カ月後には摂食も早くなり，バルーンでの拡張も良好と考えられたため

VFを再度行った．軽度咽頭残留はみられたが，座位での自力摂取による残留増量や誤嚥はみられなかったので，まずは1食のミキサー食全量を自力摂取することにした．初めは45分かかっていたが，しだいに30分以内で摂取可能となったため，発症4カ月目には間欠的経口食道経管栄養法やバルーン拡張法を中止し，3食とも経口でミキサー食の自力摂取となった．その後，発症5カ月目にはソフト食に食上げでき，退院となった．

◼ 考　察

　右延髄外側症候群は多彩な症状を示すが，重症度もいろいろで，ごく軽度のものから寝たきり全介助となるものまでみられる．症状としては失調症状と球麻痺が，予後に重要と思われる．重度の仮性球麻痺に比べ，右延髄外側症候群による球麻痺が原因の嚥下障害は，時間がかかっても改善することが多い．摂食は，間接的訓練と併用してVFの所見を参考にし，可能であれば摂食姿勢や残留クリア法を確認のうえ摂食訓練も開始すべきである．この時，摂食前のバルーン拡張法はしばしば有効である．また胃瘻作成は不可ではないが，予後が悪くないと判断できれば，間欠的経口食道経管栄養法も有効な手段となり，多くは指導により自力で施行が可能となる．バルーンによる食道入口の拡張が不十分な例では，耳鼻科での外科的処置（輪状咽頭筋切開術）により，経口可能となった例も経験している．いずれにしろ，摂食訓練もADL訓練の一つとして，リハチームで評価，カンファレンス，予後予測を行い，リハ計画に基づいて行われるべきであると考える．

〔川北慎一郎〕

C. 内部障害・嚥下障害・その他

12 廃用性の嚥下障害に潜む運動ニューロン疾患には注意

● エッセンスとピットフォール

近年，嚥下リハでも「廃用」と診断された嚥下障害をよくみる．廃用であるとの診断が正解なら，原則，嚥下筋群に対する筋機能訓練は奏効し嚥下障害は改善する．一方，廃用は診断基準があいまいなため，診断の確定しない機能低下が廃用と診断されることも多い．よって嚥下障害でも，廃用と診断された中には原因不明の嚥下障害が多く含まれている可能性がある．実際に，廃用と診断された嚥下障害の中には，嚥下リハが無効でまったく嚥下機能が改善しない例も経験する．そのような難治例の中に，ときとして運動ニューロン疾患（MND：motor neuron disease）が潜んでいる．特に球麻痺型のMNDは高齢者に多く，四肢の症状は乏しい．嚥下機能を含め廃用と診断された高齢者で，リハ治療による四肢機能と嚥下機能の改善経過に解離がある場合，球麻痺型のMNDを疑ってみることも必要である．

■ 症 例

62歳の女性で，ADL自立，独歩可能であり，20年来の糖尿病のためインスリン治療を受け，また糖尿病性腎症のため維持透析を受けていた．半年前に脳出血を発症し（保存的治療），一時的に認めた右不全片麻痺はほぼ改善したが，このころから飲み込みにくくなっていた．食事摂取量が少ないまま経過していたが，低血糖による意

識障害をきたし入院となった．栄養補充療法およびインスリン量の調節により意識レベルと活動性の改善は得られた．入院5日目，嚥下障害に対してリハ受診となった．初診時所見では，咀嚼は問題なかったが，食事時間が1時間以上かかる（食形態の工夫は無効），反復唾液嚥下テスト（RSST）は喉頭挙上運動が不十分のため0回，そして頭部挙上の低下を認めた．軽度の嗄声があったが，発声持続時間は10秒以上，耳鼻科の検査では声帯運動は正常であった．嚥下造影検査（VF）では口腔期における送り込みがきわめて不良であり，咽頭期では喉頭挙上不良に対して前屈嚥下の代償が働き，咽頭残留や誤嚥は認めなかった．

　本症例の嚥下機能の問題は口腔期にも咽頭期にもあったが，口腔期の障害が最も問題であった．半年前の脳出血の後遺症状が遷延している可能性や，廃用性の機能低下を疑った．嚥下リハ治療は，①送り込みを促すための食事姿勢の工夫，②前頸部筋群の強化（Shaker法）および舌運動を行った．1ヵ月間治療を行ったが，体幹姿勢の調節は無効であり，前頸部筋群と舌の筋機能改善もまったくなかった．

　リハ治療開始から1ヵ月経過した再評価時に，舌に線維性攣縮があることに気づき，神経内科に紹介した．すると，MND（球麻痺型）が最も疑われるとの返答であった．その後，適切な栄養管理対策として経皮内視鏡的胃瘻造設術（PEG）の話が進められた．

■ 考　察

　われわれは，本症例には不適切かもしれない筋力増強訓練（舌・頸部）を安易に施していたことについて，おおいに反省させられた．本症例では，脳出血発症の時期と飲み込みにくさの発現時期が重なっており，紹介元からも，原因不明の嚥下困難は脳出血後遺症である可能性が大きく示されていた．このような初期評価時における提供情報の鵜呑みも，見逃しという結果を招いた一因である．われわれは原因のはっきりしない嚥下障害に対して，つい「廃用」とゴミ箱診断を下す癖がある．廃用と診断される中には，機能低下の原因疾患が確定していない場合もあることを認識し，なんらかの疾患

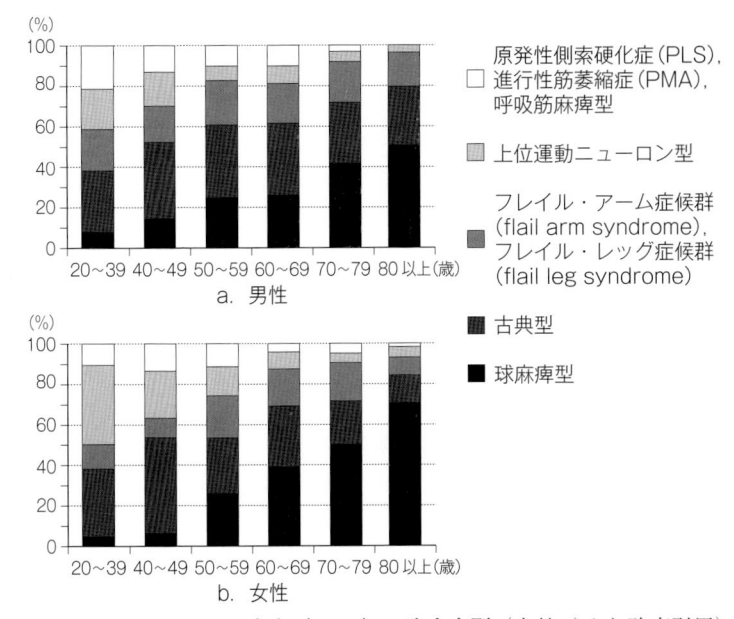

図1 運動ニューロン疾患（MND）の臨床病型（文献1）より改変引用）

が潜んでいないか常に気にする必要がある．

　リハ外来診療でも，診断のついていない MND に遭遇する可能性があることを経験できたのは今後の糧となった．MND に「四肢症状に乏しい球麻痺型」があること，これが「高齢者に多い」ことなどの基礎知識（図1）を念頭におき，高齢者の嚥下障害の中でも，特に廃用性と解釈してしまいがちな嚥下障害に対して注意すべきである．本症例の嚥下障害では，「緩徐に進行する，飲み込みにくさ」といった診断のキーワードは存在していた．診断に対する注意深さがあれば，リハ科専門医は初診時点で MND の可能性を疑ったであろう．少なくとも舌の線維性攣縮の有無はみておくべきである．診断が遅れた分，本症例の場合は適切な栄養管理の導入時期も遅れた．疑わしきは早めに専門医（神経内科医）に相談できるよう努めなければならない．

文 献

1) ChióA：ALS Phenotypic Heterogeneity：Evidence from a Population-based study. 第 21 回 ALS/MND 国際シンポジウム，2010

〔八幡徹太郎〕

C. 内部障害・嚥下障害・その他

13 人工呼吸器使用患者のコミュニケーション手段

●エッセンスとピットフォール

　人間にとってコミュニケーションは，自分の意志を他者に伝達し社会の一員として生活するためになくてはならない手段である．コミュニケーション手段を維持することは重度の障害を有する人々にとってもQOLを高めるためには必要なことである．しかし，従来の音声出力型意思伝達装置（VOCA：Voice Output Communication Aid）は，文字入力に時間を要し，しかも高価なものであった．近年，ITの進歩により日常生活の中にも音声認識装置が普及しつつある．われわれは，高位頸髄損傷により人工呼吸器管理された患者に対して人工呼吸器をしたまま，肉声で発声・会話するための一方弁であるスピーキングバルブ（Passy-Muir Speaking Valve）を使用して発声が可能となった症例を経験したが，さらに発声された音声を音声認識装置で認識させ，コンピューター上に文字として表わした．人工呼吸器を使用していても，市販の安価な音声認識ソフトを使用して，スピーキングバルブから発声される音声を十分に認識することが可能になった．

■症　例

　56歳の男性で，交通事故で頸髄損傷による完全四肢麻痺となり，受傷後の自発呼吸は不可能なため人工呼吸器を使用し，そのまま2年間経ってから当院に紹介された．コミュニケーションは文字盤を

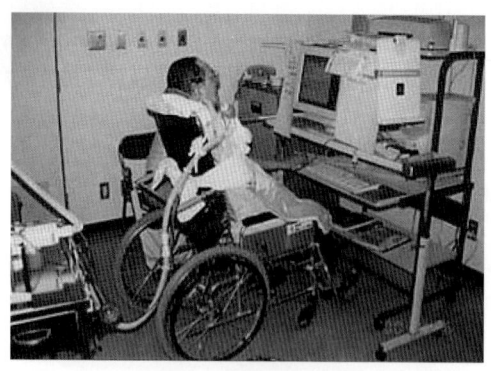

図1 訓練の様子

使用し目線から推察していたが，確実ではなく時間もかかった．前職は事務職でパソコンなどの使用経験はなかった．

1．目　的

　従来のVOCAは，文字の入力に時間を要し，しかも高価なものであった．今回，人工呼吸器を装着している患者にスピーキングバルブを使用し，それをとおして発声された肉声が市販の音声認識装置に認識され，人工呼吸器使用患者のコミュニケーション手段となりうるかを検討した．

2．方　法

　発声にはスピーキングバルブを使用した．また，発声された声を認識する音声認識ソフトは市販のIBM Via VoiceシリーズV9を使用した．発声された声が認識可能になるまでには発声訓練が必要であったため，リハ科専門医と言語聴覚士，臨床工学技士，看護師がチームを組んで行った．発声訓練頻度は週4日（1日1時間）で，開始時は10分間発声訓練をして5分間休憩をとった．訓練場所は，患者自身の音声以外の音が極力認識されないよう，病室から離れていたが病院内で最も静かな部屋を選んだ（**図1**）．

3. 結 果

　訓練経過は，スピーキングバルブを付けた初回で発声は可能であった．しかし一応，声は出るが安定しなかった．訓練開始5日目で本来の音量のある声が出せるようになった．10日目で連続15分間の発声が可能となり，そのため15分間発声訓練をして5分間休憩をとるように変更した．20日目で体調が安定し，休憩時間が不要になった．40日目ごろには訓練時間以外にも，病棟でスピーキングバルブを装着し話をする時間が増えた．

　認識結果は，訓練開始のころは

【例文】

今春大学や短大，高校を卒業して就職し，

新社会人として羽ばたくフレッシュマンは

文部省の推計で

およそ五十八万人

【入力結果】

補今日4499今春大学や他人じゃあり，無効王候夫9日夜子

異臭就職支援であって，夫婦数ショックすしイ前

4人社会1軍刀をして羽ばたく憂いシューマンは

文部省をろうを見据え一系て

を様子を意旧八幡に

20日目ごろの認識結果は

【例文】

琢郎は幼稚園のころは人見知りすることが多い，

どちらかといえば無口な子でした．

友達を作るのが下手だったのかもしれません．

運動も得意な方ではありませんでした．

【入力結果】

琢郎は幼稚園のころをは人見知りすることが多い，

どちらかといえば無口な子でした．

友達をつくる6で下手でか出て下手だったのかもしれません．

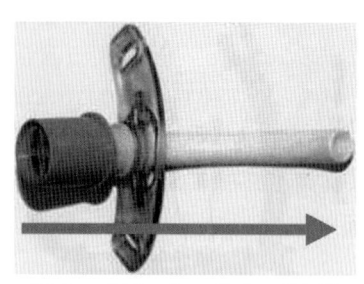

図2 スピーキングバルブ全景

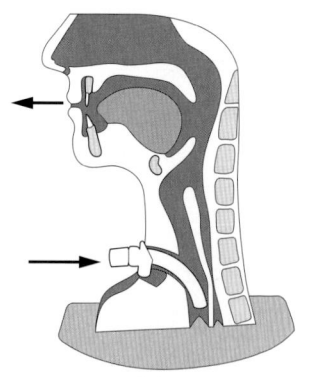

図3 空気の経路

運動も得意ではありませんでした.

初めは認識率はほぼゼロだったが，30日目で8〜9割まで達した．また，約25分間で800文字の入力が可能となり健常者がキーボードから入力する速度に達した．

■考　察

スピーキングバルブ[1,2]は，1985年に筋ジストロフィー患者のデビット・A・ムーア氏（1961〜1990年）が自ら人工呼吸器を付けながら考案・発明したものである．スピーキングバルブは，気管切開患者が人工呼吸器をしたまま，肉声で発声・会話するための口径15mm，直径22mmの一方弁である（図2；パッシー・ミューア社製）．その利点は発声が容易であり，また呼気が口腔，鼻腔内を通り抜けるので乾燥し（図3），痰や唾液の分泌が減少する[3]などがある．逆に欠点は，取り付け，取り外しの手順を間違えると危険である，カニューレのカフの空気を抜いておくために誤嚥の危険がある，呼吸器の低圧アラームの設定が難しく，呼吸器が外れてもアラームが鳴らない危険がある，舌の麻痺・萎縮あるいは顔面の麻痺が強いとスピーキングバルブを付けても声が出ないなどがあげられる．

音声認識ソフトの基本的な機能は，声で入力する機能と声で操作する機能の2種類であり，共に連続発声が可能である．このソフト

表1 誤認識の傾向

調音位置	両唇音		歯音		歯茎音		口蓋音		声門音
調音方法	無声	有声	無声	有声	無声	有声	無声	有声	無声
破裂音	p	b			t	d	k	g	
摩擦音	f		s	z	ʃ	3			h
破擦音			ts	dz	tʃ	d3			
鼻音		m				n		ŋ	
流音		w						j	
弾音					消	r		消	変質

では，声でマウスを操作する機能もあり，パソコン操作のほとんどが音声で可能になった．また，何回かの改良により認識率の向上も認められ，使用するたびに話者の特徴を学習し続ける機能をもつ．今回の機器構成の最大の特徴は，特に障害者向け商品でないことである．よってワープロなどのパソコンソフトの多くが，標準品のまま使用可能で，現状では狭くなりがちな障害者のもつユーザ選択範囲を広く保つだけでなく，経費や購入の面でも有利である．

誤認識の傾向としては，①濁音の誤認識（削除⇒佐久長，芸術家⇒刑事すか），②母音の間延びと「ん」の挿入（停止⇒定石井，定医師），③「h」の変質（必要経費⇒執拗家石井）が多かった．誤認識の要因と考えられるのは，破裂音・摩擦音・流音において口蓋音が歯音や歯茎音に変化する，有声音が無声音に変化する，声門音が安定しない，などがあげられる．その原因は空気量の制御不良にある（**表1**）．

以上の原因を改善させ，認識率を高めるためには，①濁音の多い例文の練習（口を大きく動かして発声する），②母音の間延びを防ぐためにやや早口で発声する，③発声しない時には声を出さないように空気を吐く，④呼吸器の設定の変更（発声時には1回換気量を増やす），⑤体調を整える（疲労度，痰の量）などの訓練や注意が必要である．

今後の展望としては，①ワープロソフトで文章をつくる（事故後，初めて妻への感謝の気持ちを手紙で伝えられた），②インターネットで全国の友人や障害者と話をする，③画面上で好きな本を読む，

④音声認識装置による環境制御装置の使用（在宅復帰を目指して），⑤生きがいのある在宅生活をおくる（QOLの向上，自分でできることのある自信），⑥社会参加，⑦仕事（文筆活動を行っている患者もいる）などが考えられる．

　発声は短時間で可能となるが，認識率を高めるためには繰り返しの訓練が必要である．また発声の調子を維持し，発声法を工夫する必要がある．声さえ出れば誰でもうまくいくわけではなく，患者自身の発声に対するモチベーションも重要な要素となる．このシステムを環境制御装置（ECS：Environmental Control System）につなげれば，テレビ，電話，エアコン，室内灯などの電化製品が自由に操作でき，さらにインターネットと連動させれば，世界中とのコミュニケーションが可能となり，QOLの高い社会参加が可能となる．

文　献

1) Kaut K, et al：Passy-Muir Speaking Valve. *Advanced Technology* **15**：156-164, 1996
2) Bell SD：Use of Passy-Muir tracheostomy speaking valve in mechanically ventilated neurological patients. *Crit Care Nurse* **16**：63-68, 1996
3) Lichman SW, et al：Effect of a tracheostomy speaking valve on secretions, arterial oxygenation, and olfaction：a quantitative evaluation. *J Speech Hear Res* **38**：549-555, 1995

〔影近謙治〕

C. 内部障害・嚥下障害・その他

14 心臓ペースメーカー植込み術後早期の上肢運動は注意

●エッセンスとピットフォール

　心臓ペースメーカー植込み術は，高度徐脈で意識消失発作のある人（洞不全症候群，完全房室ブロックなど）が適応となる治療である．心機能障害のために長く低活動生活であった場合，ペースメーカー植込み後から行われる心臓リハがその人の生活活動性を大きく変える可能性がある．つまり，ペースメーカー植込み前の経過しだいでは，ペースメーカー植込み後の早期から身体機能回復訓練を推し進めるのはたいへん有益である．ただし，ペースメーカー植込み後にはしばらくの間，植込んだ部位の絶対的な局所安静を要することがある．ペースメーカーの導線（リード）は植込み後初期にずれやすく，先端が心臓内の組織から抜け落ちたり動いてしまったりすることがある．われわれはリハ訓練がこのようなリスクを招く可能性があることを認識し，ペースメーカー植込み早期における上半身の大きな運動や，植込み側の肩関節可動域訓練・筋力訓練の実施には慎重に行うべきである．

■ 症　例

　78歳の男性で，欠神のある洞不全症候群に対して心臓ペースメーカー植込み術が行われた．術後翌日から心臓リハ担当の理学療法士が離床の支援を開始したが，術前からやや低活動な高齢者であったため，術後にせん妄状態が現れ，術後2日目に作業療法を追加処方

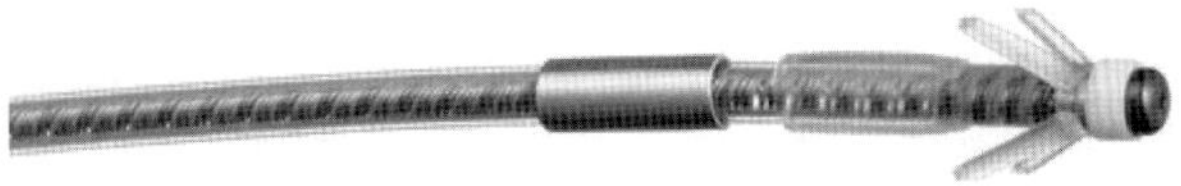

図 1　リード先端の構造
心臓内の組織に引っ掛かるようになっているが，これが外れないほど周囲組織が安定するのに数カ月かかるといわれる（Per-ite®；日本ライフライン社）

した．担当になった作業療法士は心臓ペースメーカー植込み術の患者を多く経験していたが，術後早期の介入は初めてであった．

術後 2 日目，患者は創部痛によりペースメーカー植込み側の上肢挙上動作が乏しい状況であった．作業療法士は，肩の拘縮を早期アプローチによって予防していくことが大切と考え，痛みに応じて緩徐に肩関節可動域訓練を行う方針を提案した．主治医は，作業療法士の立案内容を確認し，肩関節可動域訓練を削除した．さらにペースメーカー植込み側の上肢を挙上するような作業内容は，少なくとも 1 週間は行わないように厳命した．

■ 考　察

心臓ペースメーカーは，本体（ジェネレーター）と導線（リード；図1）からなる．心臓ペースメーカー植込み術については改良法もいくつか紹介されているが，基本的にはジェネレーターが前胸部の皮下に埋め込まれ，経静脈的に（通常は鎖骨下静脈を通して）リードを心臓内の適切な部位に留置する．

ペースメーカー植込み術後の一定期間は，留置したリード先端がずれる可能性がある．特にペースメーカー植込み後早期には，ジェネレーターのずれや回転に伴うリードのずれも想定される．内出血したり，創が開いたりすることは最も避けたい．施設によって異なるが，ペースメーカー植込み後の翌朝までは絶対安静，ペースメーカー植込み後 1 週間はペースメーカー植込み側の上肢運動を制限する（上肢を肩の高さ以上にあげない，あるいは三角巾などで強制固定する）という指示が多い．また，植込んだリードおよびその先端が確実に心臓内部で安定化するには数カ月かかるといわれる．その

間はペースメーカー植込み側の上腕を激しく動かす，重い物を持つといった動作を控えるよう指導される．

　このような安定化に要する期間は，リードの種類やリードの位置などにもよる．メーカーの意見や心臓ペースメーカー植込み術を行った医師の指示内容を確認することが最も重要である．

　なお，心臓ペースメーカー植込み術後のスポーツ活動に関しては，心機能の面から制限されることは原則ない．一方，ペースメーカー植込み部位近傍の胸筋群を激しく使う種目や身体を激しく接触させる種目は，リードだけでなくジェネレーターにも損傷を及ぼすおそれがあるため留意が必要である．

〔八幡徹太郎〕

C. 内部障害・嚥下障害・その他

15 胸骨を縦切開する開胸心臓手術で留意すべきこと

> **エッセンスとピットフォール**
>
> 心臓手術後のリハ介入は，術後の運動能力回復を支援したり，不安やうつ状態を改善させる作用がある．また，冠動脈疾患では疾患の再発予防や死亡率低下をもたらす効果もある．リハの推奨される継続期間は術後 3～6 カ月とされ，急性期リハ（phase 1）と回復期リハ（phase 2）に分かれる．術後管理下で進める phase 1 では，段階的に活動量あるいは運動負荷量を増やし，心臓機能評価や退院後の生活指導，禁煙指導などが行われる．そのプロセスは原疾患や手術手技，術後合併症などで異なる．例えば，胸骨縦切開アプローチの開胸手術後の場合，術後の一定の期間に心臓機能以外の理由で制限，あるいは禁止しなければならい動作があり，それは縦切開した胸骨の骨癒合プロセスが考慮されたものである．

■ 症 例

58 歳の男性で，軽度の狭心症発作を契機に冠動脈狭窄病変を指摘された．手術適応ありと判断され，胸骨縦切開アプローチによる心拍動下冠動脈バイパス術（OPCAB：Off-Pump Beating Coronary Artery Bypass）を受けた．術後経過は良好であり，エルゴメーターによる有酸素運動は術後 8 日目から開始した．身体能力の回復も順調で，術後 28 日目に退院となった．職業は自営で酒屋を営んでいたが，退院後まもなく，自己判断で無理のない範囲での酒屋業務を再

開した．ある日，缶ジュースの箱を持ち上げた時に前胸部に痛みが現れ，安静時にも若干の前胸部痛を自覚するようになった．少し重量のあるものを持とうとすると前胸部痛が顕著となり，重いものは持てなかった．狭心症の再発を心配し，数日後の再診時に主治医に状況を報告した．主治医は狭心症の再発は否定し，胸骨の不全骨折と診断した．酒屋業務は当面の間は内容を限定し，特に今後3カ月間，重量物の運搬は絶対禁止と厳重注意された．

■ 考 察

心臓手術後は心臓の働きが低下しており，また手術前に安静な生活を続けていた場合は，運動生理機能の全般的な低下もある．そのため，術後経過が順調であっても退院後すぐに強い活動ができるわけではない．また，患者はどの程度の活動が大丈夫なのか，いつまで制限が必要なのか，不安もある．近年，心臓手術後にリハ介入を行う施設が増えているが，運動機能訓練と自主運動指導のほかに，広い意味で禁煙，食事，内服，生活指導も含まれる．近年の心臓リハチームは多職種で構成され，多面的に患者を支援する．運動療法に関しては，phase Ⅰでは呼吸理学療法を主体に離床を支援し，続く phase Ⅱでは主に有酸素運動（最大酸素摂取量の 40〜60％）を実施する．

さて，胸骨縦切開アプローチでは心臓の手術操作のため胸骨を縦に切開する．縦切開した胸骨はワイヤーで固定して閉創する（**図1**）．これは胸骨骨折を内固定材で初期固定させた状態と同等である．骨癒合に要する期間は個人差があるが，一般に 2〜3 カ月を要するとされる．骨癒合がまだ十分でない時期に重量物を運搬するなど，胸骨に負担のかかる動作をすると，癒合過程にあった部分が不全骨折をきたしたり，術後早期であればワイヤーが切断したりする可能性がある．場合によっては，胸骨の再固定手術を要する．このような術後合併症を回避するため，胸骨縦切開アプローチでは骨癒合が得られるまで（術後3カ月間と指導する施設が多い），「重いものを持ち上げない」よう指導する．例えば，米袋などを持ち上げない，たくさんの買い物袋などを両手に下げて運搬しない，ふとんの上げ下

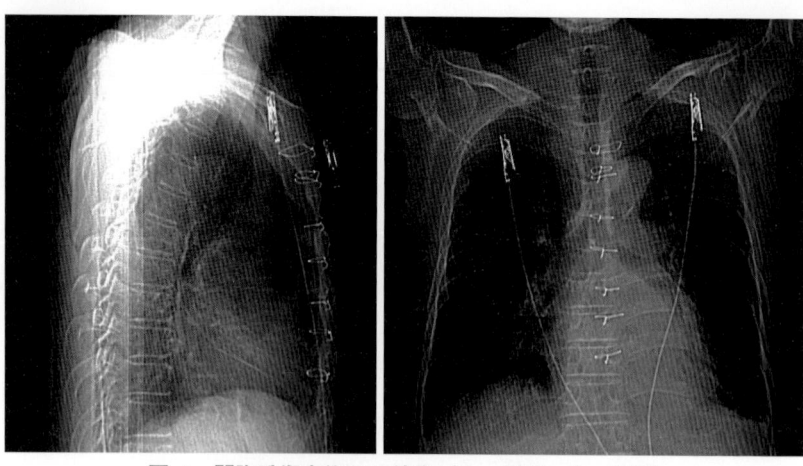

図1 開胸手術直後のX線像(左:側面,右:正面)

ろしをしない,満員の電車・バスの中でつり革につかまらない,子どもを抱っこしない,などである.なお,ゴルフ,グランドゴルフ,テニス,バドミントン,バレーボール,野球など,胸部にインパクトが加わるスポーツについても術後3カ月間は控えるように指導する施設が多い.これも,心機能だけでなく,胸骨の骨癒合経過が考慮されたものである.

心臓リハチームの一員として,われわれは術後管理の全体像をいち早く理解し,そして運動療法や物理療法の知識が求められるような領域には幅広く積極的に関わっていくべきである.

〔八幡徹太郎〕

付　録

1 金沢医科大学病院におけるリハビリテーション

エッセンス

　大学病院や多くの急性期病院では，専門の科が集約的に治療に参加しているが，リハビリテーション（以下，リハ）科のリハ専門医もその一翼を担っている．急性期医療を担う一翼としてリハを推進するためには，まずは廃用症候群の予防とそれを実行するための医療技術，さらにはその効果的な運用のためのシステムが必要になる．急性期には患者のバイタルも安定せず，リハの介入が困難な場合や禁忌の場合が多く，そのために主治医からの依頼が遅れたり忘れられたりするケースをよく経験する．その不安定な状況下でリハを実践するためには，リハ科専門医の指示のもと正確な状況の判断・評価がリハスタッフに求められる．

■ 変わりつつある急性期医療の中でのリハビリテーション

　大学病院では，多くの専門職種によるチーム医療が可能であり，それがリハの強みでもある．チーム医療の有用性としては，多職種間で話し合う機会が増え，患者にとってより的確なサービスを提供できる[1]．また，専門職種が同一のゴールを目指し，協働しながら患者をサポートできることや情報を共有できることがあげられる[2]．

　当院は37診療科，835病床を有し，1994年に北陸地方で最初の特定機能病院となっている．特徴としては，全国的にも数少ない回復期病床を有する大学病院である．リハ部門としてセラピストの人数

表 1　病棟ユニット制の利点

①より専門領域に特化した高度リハ医療（セラピストの知識・スキルが主）を提供できる
②病棟単位のチーム医療の促進（医師，看護師，薬剤師，栄養士など）
③多職種協同による環境におけるリハビリテーションを必要とする潜在患者の消失（人員増員の根拠資料）
④クリニカルパスの促進（新規，見直し）
⑤医療事故防止の促進（患者リスクに関する情報共有の促進），看護師業務の軽減
⑥回復期リハビリテーション病棟移行患者の適正選択の促進
⑦病棟単位の目標と運営にチームで参加し，マネジメント力を養うことができる
⑧人間力の向上（コミュニケーション能力，短所改善に役立つ）
⑨病棟単位のハード面（機器・設備）の改善促進
⑩医療チームによる共同研究の促進
⑪リハビリテーション医療の啓発（診療科・病棟全体に）
⑫早期 ADL の促進・在院日数の短縮
⑬システム構築による安定したリハ医療の提供

は，理学療法士 22 人，作業療法士 8 人，言語聴覚士 6 人，技能員 1 人で，大学病院のリハ部門としては比較的に多人数の部門となっている．

　これまでリハのチーム医療に関しての報告は，診療科・病床数の多い大学病院では少なく，回復期病院が中心であった．そこで当院では，脳神経外科・神経内科病棟における脳卒中患者に対するチーム医療の充実を図るため，リハ訓練室中心に行っていたリハを 2010 年 7 月から病棟中心（病棟ユニット制）に行うよう変更した（**表 1，2**）．また，毎朝行われる看護師引き継ぎへのセラピストの参加や，看護師とセラピストの合同勉強会の開催，病棟リハに関しての多職種ミーティングの開催，病棟での患者カンファレンスの開催を始めた．その効果として，在院日数では病棟ユニット制リハ患者（介入群）が 33.2±13.4 日，対象群が 47.2±28.5 日で，有意に介入群が短い結果となった．また，入院からリハ開始までの日数においても，介入群が 4±3.6 日，対象群が 5.4±3.6 日で，有意に介入群が短い結果となった．機能的自立度評価表（FIM：Functional Independence Measure）効果（最終評価 FIM 運動項目－初期評価 FIM 運動項目），FIM 効率（最終評価 FIM 運動項目－初期評価 FIM 運動項

表2　病棟ユニット制の短所

①個人の興味ある疾患への病棟配置の限界
②病棟配置メンバーの頻繁異動による不安定職場環境の促進
③人事異動のマネジメントがより難しくなる（適材・適所および人材確保・維持）
④若年者による病棟リーダの責任向上とマネジメント力が要求されることで不安が高まる（本人と当センターのマネジャー）
⑤リハビリテーション以外の病棟単位での業務増加の懸念
⑥教授回診・リハカンファレンス，病棟カンファレンス増加による単位数減少の懸念
⑦マルチタスク力および環境適応力のある人材確保の限界

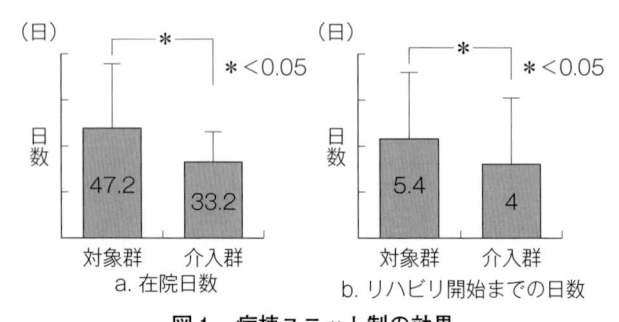

図1　病棟ユニット制の効果
a. 在院日数　対象群 47.2／介入群 33.2（$*<0.05$）
b. リハビリ開始までの日数　対象群 5.4／介入群 4（$*<0.05$）
FIM効果，FIM効率では有意差を認めなかった

目/在院日数）では有意差を認めなかった（**図1**）．また，端座位獲得までや回復期リハ病棟への転棟までの日数は短縮した（**図2**）．

在院日数短縮の要因としては，急性期で重要となる早期介入による廃用症候群の予防が一要因と考えられた．しかし，FIM効果，FIM効率で有意差を認めなかったことから，運動機能面による改善効果よりも病棟でリハを行うことや看護師引き継ぎへのセラピストの参加，患者カンファレンスの開催など，チーム医療の充実が多職種間での情報共有の向上につながり，また病棟でリハを行うことで，実際の「できるADL」と「しているADL」の状況を多職種間で確認ができ，それにより患者能力の把握が容易となった結果，目標の統一が早期より図れたことが最大の要因と考えられる．

今後は，いっそうの在院日数短縮を目指して患者の基本動作，

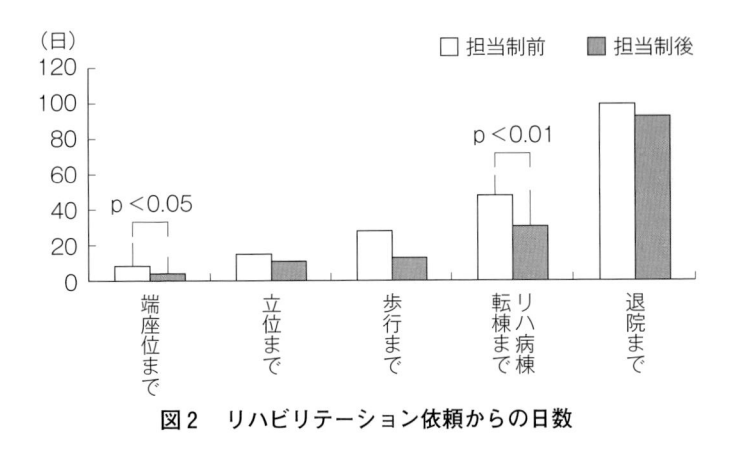

図2 リハビリテーション依頼からの日数

ADL能力,自主練習共有シートの作成,高齢患者の臥床時間の短縮を図るための取り組みの強化,病棟回診への参加などを考えている.

患者のQOLはチーム医療の質で決まる

　急性期病院での専門性の細分化が進む中で,患者背景も含めたトータルなリハのチーム医療が要求される.それにはまず医療スタッフがお互いにそれぞれの職種を理解・尊重することが大切であり,その結果,seamless(継ぎ目のない)なリハ医療が可能になると思う.急性期リハの効果の評価は,平均在院日数や診療収入の数字ではなく,むしろその後のimpairment(機能障害)とactivity(活動)レベルでの改善,つまりQOL(Quality of Life)や社会復帰の内容による.患者のQOLを高めることは,われわれリハ医療に関わるもの自身のQOLを高めることでもあると思う.

文　献

1) 千葉由美,他:「チーム医療」ってどんなことをするの? ナーシングカレッジ **8**:11-19, 2007
2) 小島かおり,他:他職種の情報をどう生かすの? リハビリナース **2**:20-24, 2009

〔影近謙治〕

2 金沢大学附属病院におけるリハビリテーション

> ### エッセンス
>
> 金沢大学附属病院は第3次医療を担う医療機関であり，疾患の多彩性と特殊性が特色である．地域の第一線を担う医療機関とは違い，脳血管障害や四肢骨折の入院患者はまれである．このことは当院のリハ診療の内容に大きく影響し，独特の障害像を呈する患者も多く集まる．当院には回復期リハ病棟はなく，リハ診療では各科入院患者に対する併診診療が重要である．リハ依頼件数は過去10年間で倍増している．この10年における患者層の変化の特徴は，廃用症候群の算定患者の増加，呼吸器リハ算定患者の倍増，心大血管疾患リハ算定患者の5倍増などである．リハ診療の変遷を振り返ると，この10年で全科医師あるいは医療現場全体のリハに対する考え方や理解が大きく変化していることがわかる．

■ リハビリテーション診療の変遷

過去10年間（2001年〜2011年）のリハ診療実績データに基づく，当院のリハ診療の変遷を紹介する．

1．年間のリハ依頼件数の変遷（図1）

当院における年間のリハ依頼件数は，2001年は1,209件であったが，2006年には1,852件に増加し，2011年にはさらに2,694件となった．院内の依頼件数は10年間で2倍強に増加した．

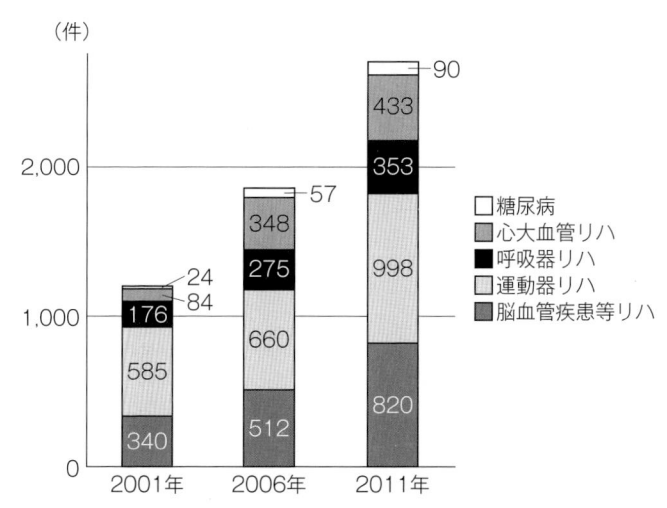

図1 疾患別リハビリテーション区分ごとにみた過去10年間のリハ依頼件数の推移

凡例：糖尿病／心大血管リハ／呼吸器リハ／運動器リハ／脳血管疾患等リハ

2001年：340, 585, 176, 84, 24
2006年：512, 660, 275, 348, 57
2011年：820, 998, 353, 433, 90

疾患別リハ区分でみると，2001年には脳血管疾患等リハの比率が全体の約28％，運動器リハは約48％であり，これら2つで全体の約3/4を占める．その後も両者の絶対数は増加しているが，2011年の脳血管疾患等リハの比率は全体の約30％，運動器リハは全体の約37％であり，あわせて全体の約2/3に減じた．

2．疾患内容の変化（図2）

a．脳血管疾患等リハビリテーション

2001年以降の脳血管障害，脳腫瘍，神経変性疾患，小児神経疾患を合わせたリハ依頼件数は年間250件前後で推移し，調査期間10年間における増減はない．一方，10年間で増加したのは内部障害などが300件弱，廃用症候群が約200件，がん患者が100件弱であった．

b．運動器リハビリテーション

図1には細分類を示さなかったが，関節疾患を筆頭に，脊椎・腫瘍・手外・骨折のいずれでも増加していた．

c．呼吸器リハビリテーション

肺葉切除術の周術期リハ依頼は，2001年以降は年間150～200件

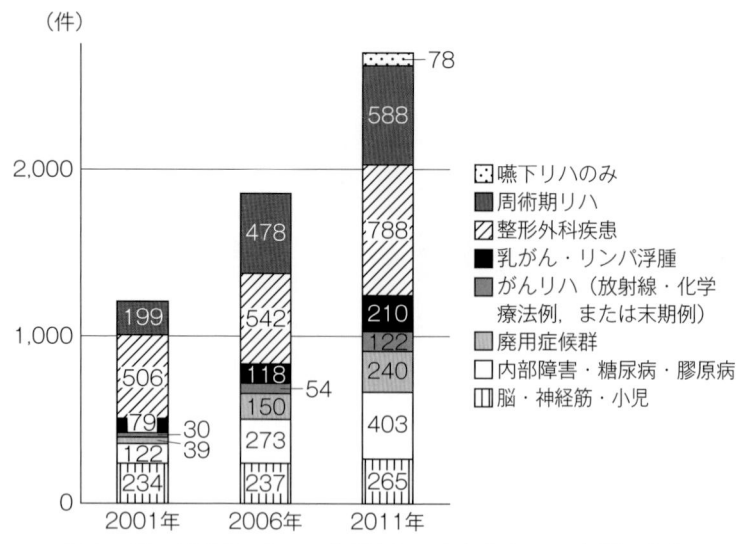

図2 リハビリテーション依頼される疾患内容の10年間の変化

凡例：
- 嚥下リハのみ
- 周術期リハ
- 整形外科疾患
- 乳がん・リンパ浮腫
- がんリハ（放射線・化学療法例，または末期例）
- 廃用症候群
- 内部障害・糖尿病・膠原病
- 脳・神経筋・小児

2001年：234, 122, 39, 79, 506, 199, 30
2006年：237, 273, 150, 118, 542, 478, 54
2011年：265, 403, 240, 122, 210, 788, 588, 78

で推移し，増減はない．調査期間10年間における200件近い増加は，開腹手術例の周術期リハと呼吸器内科（間質性肺炎，慢性閉塞性肺疾患）のリハ依頼増加によるものであった．

　d．心大血管疾患リハビリテーション

　過去には循環器内科の患者（心不全，心筋梗塞）がほとんどを占めていたが，ここ10年間では心臓・大血管手術の周術期リハ依頼が急増した．2011年のそれは約350件に上る．なお，当院では2008年から心疾患リハ室の運用を開始している．

　e．その他

　乳がん術後の肩障害や上肢リンパ浮腫に対するリハ依頼件数が約3倍増えたことや，嚥下リハ単独でのリハ依頼が増えている．

考察

　当院のここ10年間では，以前はリハ部門と疎遠であった内科系や外科系病棟からのリハ依頼が急増している．単に件数が増加しただけではなく，依頼内容の多様化も進んだ．具体的には，従来の運動器疾患や神経疾患に対するリハのほかに，胸部腹部手術の周術期

リハ，内部障害のリハ，がんのリハ，嚥下リハなどがリハ診療の重要分野に加わってきた．ベッドサイドでのリハ実施数が増加し，運動療法の実施にあたり循環器系・呼吸器系のリスク管理に対する意識が大きく高まった．リハ診療部門を担うリハ科専門医は，このような院内からの依頼状況の変化に留意しつつ，変化に対して柔軟かつ適切に対応できることが求められる．

　近年のリハ依頼件数の増加や依頼内容の変化は全国的にみられる現象であり，入院患者層の高齢化や在院日数の短縮化策がこれに寄与していると考えられる．高齢者が急性疾病などの侵襲的な状態で入院加療した場合，ADLや活動性の低下は必発といっても過言ではない．ADLや介護に無関心の医師でも，臨床に従事している限り無視できなくなっている．こうした各科医師や各病棟に広がる現場の危機感が入院患者のリハ依頼の増加や早期化を促したと思われるが，たくさんの診療科からより多くより早くリハ依頼のアクションがある今のリハ診療環境はリハ科専門医にとっては願ってもないことである．われわれは患者のため，このシステムの維持に努める必要がある．

〔八幡徹太郎〕

3 恵寿総合病院におけるリハビリテーション

> **エッセンス**
>
> 当院は，救急病院でありながら回復期リハ病棟をもち，また複数の介護老人保健施設などを備えている．そのため，急性期リハのみならず回復期リハ，そして維持期（生活期）の訪問リハや通所リハといった途切れのないリハサービスが提供できる．当院の現状とリハ科研修プログラムについて紹介する．

■ 施設の概要

　当院は451床の急性期総合病院であるが，2003年から47床を回復期リハ病棟として運用している．さらに関連施設として，健康増進施設や介護老人保健施設，介護老人福祉施設，ケアハウス，身体障害者更生・養護・授産施設などをもち，予防および急性期から維持期（生活期）まで連続した医療・介護・リハサービスを行っている．当院の常勤医は57名，一般病棟在院日数は14.7日である．常勤のリハ科専門医は2名，常勤リハスタッフは理学療法士27名，作業療法士16名，言語聴覚士6名，義肢装具士1名，臨床心理士1名，医療ソーシャルワーカー8名である．脳血管・運動器・呼吸器疾患リハ料1，がんリハ料，回復期リハ病棟入院料1のリハ施設基準を取得している（**表1**）．回復期リハ病棟の入室者の90％（脳卒中患者の80％）は，院内急性期病棟からの転室患者で，毎週入室判定会議を行って回復期リハ病棟入室者を決定している．1998年3月に北陸初の日本医療機能評価機構の認定病院となり，その後2回の再認定

表1　恵寿総合病院の概要

・病床数：451床（含む：ICU/SCU30床，障害者病棟80床，回復期リハ病棟47床）
・診療科：20科（リハ医学会認定研修施設，他17学会認定）
・職員数：680名（常勤医師57名，非常勤医師43名）
・一般病棟平均在院日数：14.7日，病床稼働率：86.1%
・回復期リハ病棟平均在院日数：57.5日，病床稼働率：95%，自宅復帰率：82.3%，FIM利得：22.9
・施設基準：一般病棟一群入院基本料1（7対1），脳血管疾患・運動器疾患・呼吸器疾患リハ料1，がんリハ料，回復期リハ病棟入院料1，
・リハスタッフ：リハ医5名うち専門医4名（3名は非常勤），常勤PT27名，OT16名，ST6名（うち回復期9名），常勤MSW8名，PO1名，臨床心理士1名など

も受けている．また，同機構から2005年2月に北陸では唯一の「リハビリテーション付加機能評価」の認定も受け，2010年に再認定されている．また，2010年から開始された一般病院向けのがんリハの研修会にも，2回参加し医師2名とリハスタッフ4名ががんリハ研修を受けた．さらにがんリハ研修を多くのリハスタッフに受診してもらうことや2014年中には心大血管疾患リハ施設基準をとることなどを，今後の課題と考えている．

■ リハ科研修プログラムの紹介

当院でのリハ科初期研修プログラムは，一つは初期研修医を地域の他病院と協力して管理型研修病院として受け入れるプログラムと，もう一つは金沢大学附属病院や金沢医科大学病院を管理型研修病院とし，当院を協力型研修病院として受け入れる場合の2つがある．毎年4〜7名のリハ医療初期研修が可能である．当院でリハ科後期研修を希望する医師は少数であるが，この場合も金沢大学付属病院や金沢医科大学病院と連携したプログラムを用意している．当院リハ科での1週間の研修スケジュールは，おおむね表2のごとくである．毎週1〜3例の痙縮へのボトックス注射や1〜3例の嚥下造影検査，嚥下内視鏡検査や針筋電図も体験可能である．当院は能登地域の脳卒中地域連携パスのデータ管理を行っているが，院内では脳

表2 研修週間スケジュール

	午前	午後
(月)	外来研修(ガン・内部疾患主)	回復期入室カンファ・整形回診
(火)	外来研修(骨・関節疾患主)	ICU,脳外科・SU・回復期回診
(水)	外来研修(脳・神経疾患主)	ボトックス注,SUカンファ,新患カンファ
(木)	外来研修(再診,装具・診断書)	筋電図検査,嚥下造影・内視鏡検査
(金)	訪問リハ,プール訓練	NSTカンファ

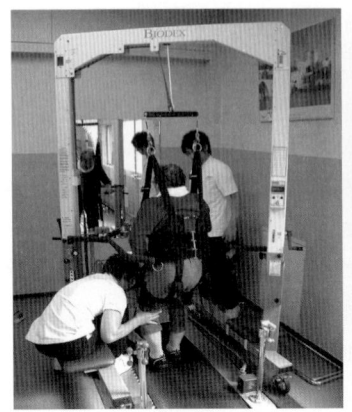

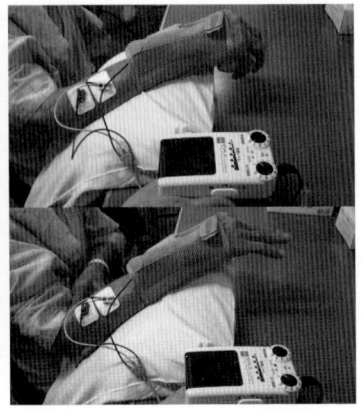

図1 治療的電気刺激および部分免荷トレッドミル歩行訓練

外科・神経内科医師などと脳卒中診療部門(SCUおよびSU)を組織しており,急性期から回復期にかけ,垣根を越えた回診やカンファレンスを行っているのが特徴である.また,高齢化率が高い地域(約30%)のため,維持期(生活期)との連携も必須であり,施設やケアマネジャーなどとの具体的な連携をもつ機会も多い.その他,当科では10年以上前から上肢の治療的電気刺激に取り組んでおり,他の施設に先駆けた部分免荷トレッドミル歩行訓練も行ってきた(図1).さらに市管理の健康増進施設の運営も行い,健康運動指導士を派遣していることから,この施設を利用した障害者や高齢者の機器トレーニングや水中運動訓練,水中歩行の研究なども行っている(図2).そのため,急性期から回復期・生活期のさまざまな疾患・

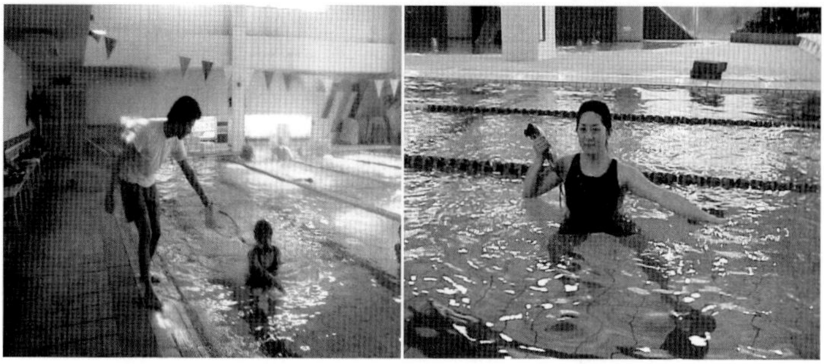

a．呼気ガス分析　　　　　b．表面筋電計測
図2　水中歩行の研究

障害に対して多彩な訓練,リハ治療の実際を体験することが可能である.

文献

1) 川北慎一郎:機構の評価をうけた経験から—総合病院では②.臨床リハ **14**:126-129, 2005
2) 川北慎一郎,他:急性期病院における新しいリハの役割—合併症や廃用症候群予防—リスク管理.臨床リハ **21**:342-348, 2012
3) 川北慎一郎:在宅復帰,維持期への課題.リハ医学 **42**:623-626, 2005
4) 川北慎一郎:後期高齢者はリハのメインターゲット—症例にみる回復期病院でのリハアプローチ④.臨床リハ **17**:1175-1181, 2008
5) 川北慎一郎:拡大するリハ医療—地域連携とリハビリテーション—脳卒中.病院 **69**:868-872, 2010
6) 川北慎一郎:研修施設紹介—恵寿総合病院.臨床リハ **17**:1008-1012, 2008
7) 川北慎一郎,他:片麻痺上下肢に対する表面電極型8chFESシステムの臨床応用.総合リハ **31**:779-784, 2003
8) 川北慎一郎,他:水中歩行パターンの違い(前,横,後ろ歩き)による運動量と禁疲労の検討.総合リハ **32**:1085-1089, 2004

〔川北慎一郎〕

4 加賀能登 2 大学 1 施設連携一体型リハ科専門医師後期研修プログラム

エッセンス

【研修のポイント】
- 2大学病院と1民間総合施設をまたぐ研修
- 急性期・回復期・維持期(生活期)を網羅
- 多彩な障害像と疾病の経験
- 複数の研修指導医との触れ合い

【研修施設】
- 金沢医科大学病院リハビリテーション医学科
- 金沢大学附属病院リハビリテーション部
- 恵寿総合病院リハビリテーション科

■ リハビリテーション科専門医を目指す医師たちへ!

　近年のリハ医療は,急性期・回復期・維持期(生活期)ごとに業務分担化が進み,期別にリハ医療の質的向上を図ろうとする構造になっている.逆にこの構造は,これからリハ医療を志す若き医師にとっては,全期にわたってまんべんなく研修を受けることを難しくしている.また,リハ科専門医の養成課程では大学病院での研修を一定期間経験することが必須と考えるが,これが1大学病院に限られるとすれば,研修医の臨床経験に偏りが生じるかもしれない.

　当後期研修プログラムでは,加賀地区の2大学のリハ部門が提携しているため2大学の研修を経験できる.また,同じく提携施設で

ある能登地区で最大のリハ医療中核病院での研修も受けることができる．これによりリハ科を志す医師にとって偏りのない豊富な経験ができる後期研修プログラムの提供を実現している．

■ リハビリテーション科専門医後期研修に対するわれわれの理念

当後期研修プログラムは，幅広い層の患者・障害者のために尽力できるリハ科専門医の育成，そして患者・障害者の「人間らしさ」を追求できるリハ科専門医の育成を目指している．これは，単なる医学知識の吸収や医療技術習得だけでは達成できないことだと考えている．また，ここでは，知識や技術の習得だけではなく，医療人としての人格・人間性の形成，医学者としての探求心の萌芽，チーム医療におけるリーダーとしての人材育成，他科医師との積極的連携を図るフットワーク向上，リハ医療の啓蒙心の育成も含めて指導・支援している．さらに，リハ医療以外の分野への関心，社会活動参加などもおおいにサポートしている．

リハ科専門医後期研修は，生涯にわたり真のリハ科専門医として活躍するための基盤づくりの期間である．将来，臨床家一筋として，教育者として，研究者として，あるいは違う畑でのパイオニアとして，どのような活躍の場を見出すにせよ，リハ科専門医後期研修に求められるのは幅広い数多くの経験・体験を通じ「人間性を育む」ことである．それがリハ科専門医にステップアップするための原点であり，後期研修の時期にこそ，これを積極的に修行すべきだと考えている．

■ 研修の概要

当後期研修プログラムは，各施設に1名ずつ，計3名の代表指導医を置き，代表指導医の連携により運営されている．研修プログラム内容は3施設が独立型で提供するのではなく，研修希望者との面談内容を踏まえ代表指導医3名で協議し，研修期間中も相互連絡をとりながら研修医ごとに立案している．研修期間全体で研修医の経験に偏りが出ないよう，3施設でおのおのの特色を活かし，まんべ

んのない臨床経験を提供できるようにしたことが最大の特色である．以下に，その特色をあげる．

①単一施設の研修では経験のできないような，すべてのリハ医療の経験ならびに多面的で多彩かつ豊富な臨床経験が可能である．

②研修期間は3～5年を標準期間とする．これは，日本リハビリテーション医学会による学会認定資格（リハ科専門医の認定）を照準とした期間である．

③研修の応募希望者には，研修本部にて事前に指導医3名と面談をし，各施設の研修期間あるいは研修内容などについて説明を行う．各施設の研修期間等の希望についてある程度の相談に応じることも可能である．

④研修期間における学術活動（学会発表，論文投稿）も指導する．大学病院での基礎研究・臨床研究に携わる機会も設けることが可能である．

〔八幡徹太郎・影近謙治・川北慎一郎〕

索引

数字

1回心拍出量　60
2型糖尿病　180,181
6分間歩行距離　177

欧文

A

ADL (Activities of Daily Living)　2
apathy　7
Ashworth スケール　49
AT　181
ataxic hemi　93

B

BADS　41
Barthel Index　23
BIT　41
BMI　21,45,106,148
Borg scale　149,177,182
Brs　74,141
BVRT　41

C

CI療法　48,103,104,105
CMAP　80
COPD　57,176,178
CPG (Central Pattern Generater)　155

D

dysmetry　91,119

F

FES　155
FIM (Functional Independence Measure)　21,221
Fletcher-Hugh-Jones 分類　176

H

H & K　113
Hand-Held Dinamometer　198
HANDS 療法　103
HAS (Hybrid Assistive System)　158
HDS-R　30,41,162,169
hemiataxia hypesthesia　93
HHD　198
hypesthetic ataxic hemi　93

I

IADL (Instrumental ADL)　18,41,84
ICF　32
ICIDH　32
interdisciplinary team　13

M

MMT (Manual Muscle Testing)　26,197
MND　203
Modified Ashworth Scale　49
multidisciplinary team　13

P

PaCO$_2$　177
PaO$_2$　177
Papez 回路　92
PEG　204
PTCD　187

Q

QOL　2,57,66,166,167,168,176,211

R

RA　144
RBMT　41
resistance training　20
RGO　157
RO　169
RSD　94
RSST　63,195,204
rTMS　45,106

S

SAH　113
sarcopenia　20
SDS　89
sensory ataxic hemi　93
SLTA　41
SNRI　89,95,96
SSRI　88

T

tDCS　45,106
TENS　96
TES　48,103
THA　137,172
TKA　144
Trail Making Test　41
transdisciplinary team　13
T 字型杖　144,145

V

VE　62
VF　62,200,204
VOCA　206

W

WAIS-R　41
walkabout　155,157
WCST　41
WFNS　113
WMS-R　41

Y

Yakovlev 回路　92

和文

あ

アイスマッサージ　64
悪循環　60
アセチルコリン　48
アセチルコリンエステラーゼ阻害薬　42
圧迫骨折　162
アパシー　7,88,169
アマンタジン塩酸塩　7,42,89
アルツハイマー型認知症　40,88,169

い

息こらえ嚥下訓練　64
維持期　9,152
移動能力障害　27
胃瘻造設　65
咽喉頭異常感症　194
インスリン抵抗性　180

う

ウィスコンシンカード分類課題　41
ウェクスラー成人知能検査改訂版　41
うつ　7, 30, 88, 95, 169
運動器不安定症　55
運動強度　148, 149
運動失調　37
運動性保続　110, 112
運動耐容能　177
運動ニューロン疾患　203
運動負荷心電図　148, 181, 182
運動麻痺　37, 116
運動療法　133, 169, 170, 177, 181, 184
運動連鎖　54

え

エアロバイク　186, 188
栄養アセスメント　21
栄養管理　10
栄養指導　178, 181
栄養補充療法　204
エルゴメーター　185, 215
嚥下障害　21, 28, 171, 203, 205
嚥下造影検査　200, 204, 229
嚥下内視鏡　62
嚥下リハ　10, 21, 191, 195, 203, 226

お

音楽療法　169, 170
音声出力型意思伝達装置　206
温冷交代浴　94, 96

か

下位運動ニューロン　78
介護保険　9, 17, 28, 70
介護予防教室　70
回想療法　169
改訂長谷川式簡易知能評価スケール
　　30, 162, 169
回復期リハ　5, 10, 140, 153, 154, 163,
　　215, 222, 228
化学療法　68
過誤症候群　59
下肢運動制御　158
下肢装具　97
可塑性　43, 105
かな拾いテスト　41
がん　226, 229
簡易嚥下反射誘発テスト　63
感覚障害　16, 99
感覚性失調　91, 92
環境因子　34
環境調整　172
環境調整アプローチ　7
関節可動域　18, 95, 167, 213
関節内注射　133
関節リウマチ　144
肝臓機能障害　56, 57
がん対策基本法　66, 67
漢方　196
顔面神経麻痺　80
緩和ケア　8, 66, 167

き

キーガンタイプ　126
記憶障害　16, 18, 30, 39, 85
拮抗失行　110, 111
企図振戦　91
機能的自立度評価表　21, 221
狭義の他人の手徴候　110, 111
起立性低血圧　60
筋萎縮　59, 126, 127
筋力強化訓練　129, 149

く

口すぼめ呼吸　177
クモ膜下出血　113

け

経口摂取　11

痙縮　16, 47
痙性麻痺　75
頸椎性麻痺　126
経頭蓋直流電気刺激　45, 106
経皮経管胆管ドレナージ　187
経皮的末梢神経電気刺激　96
経皮内視鏡的胃瘻造設術　204
ゲルンストマン症　39
現実見当識訓練　169
原始的共同運動　75
肩手症候群　95
見当識障害　30, 124

こ

抗うつ薬　7, 88, 94
口腔ケア　65
交互歩行用装具　157
高脂血症　184
高次脳機能障害　16, 37, 39, 84, 85, 99, 117
後十字靭帯損傷　140
拘縮　11, 59
行動性無視検査日本版　41
行動変容療法　41
行動療法アプローチ　170
誤嚥性肺炎　62, 172
コース立方体組み合わせテスト　41
呼吸器機能障害　56
呼吸不全　23
骨萎縮　59, 157
骨粗鬆症　55, 59, 120, 161

さ

最大酸素摂取量　60
在宅ケア　178
在宅酸素療法　176
サルコペニア　20
酸素飽和度　177

し

視覚的フィードバック　18, 93

弛緩性麻痺　75
視床外側腹側核病変　93
視床症候群　92
ジスメトリー　91, 119
失語　16, 30, 39, 99
失行　16, 30, 37, 39
失語様症状　92
失認　30, 39
実用手　103, 105
している ADL　6, 14, 99, 222
社会的行動障害　39
社会的不利　32, 33
主治医意見書　26, 28
上位運動ニューロン症候群　47
小腸機能障害　56
小脳性失調　91, 93
食事療法　181, 184, 185
褥創　60
食物テスト　63
自律神経障害　95
針筋電図　127, 229
神経生理学的アプローチ　37
神経痛性筋萎縮症　126
神経ブロック　47
人工股関節置換術　137, 159, 172
人工骨頭置換術　123
人工膝関節置換術　144
新生児特定集中治療室　191
心臓ペースメーカー植込み　212
心臓リハ　56, 212, 216, 217
腎臓リハ　57
心肺機能　148, 177
心拍動下冠動脈バイパス術　215
深部静脈血栓症　60

す

遂行機能障害　39, 85
錐体外路系運動障害　37
水頭症　113
スクリーニング検査　53, 63
スクワット　136, 181
スピリチュアルペイン　12, 168

せ

生活期　9, 10, 152
星状神経節ブロック　94, 96
脊柱安定化運動　131
脊椎圧迫骨折　163
摂食訓練　64, 173, 195, 202
摂食障害　21
セロトニン・ノルアドレナリン再取り込み阻害薬　89
遷延性意識障害　28
選択的セロトニン再取り込み阻害薬　88
先天性奇形症候群　192
せん妄　30, 124, 172

そ

臓器別専門治療　3
早期離床　9
装具療法　47, 133

た

代替栄養法　65
大腿骨頸部骨折　119, 122, 124
対麻痺　155, 157
脱臼　137, 139
ダッシュボード外傷　142
脱水　62, 122, 124
多発性骨転移　166
多発性脳梗塞　159
短下肢装具　48, 98, 99, 100, 102

ち

地域連携　9, 10
チーム医療　6, 223
注意障害　16, 18, 30, 39, 84, 85
治療的電気刺激　48, 103

つ

椎間板ヘルニア　130

通所リハ　152, 169

て

低栄養状態　122
低緊張児　191
デイケア　152, 169
できるADL　6, 14, 99, 222
転倒　60, 71, 119, 120, 124

と

頭部外傷　40, 140
徒手筋力検査　26, 197

に

日本版ウェクスラー記憶検査　41
日本版リバーミード行動記憶検査　41
認知症　2, 11, 12, 29, 88, 90, 162, 163, 165, 169, 171, 172

の

脳科学　10, 36
脳機能再構築　105
脳梗塞　77, 117, 119
脳卒中　26, 88, 230
脳卒中治療ガイドライン　48

は

パーキンソン病　37, 107, 120, 159
排尿障害　171
廃用手　103
廃用症候群　6, 8, 14, 16, 23, 57, 58, 59, 68, 70, 172, 220, 224, 225
バクロフェン髄注療法　47, 49
バリデーション療法　170
反射性交感神経ジストロフィー　94
半側空間無視　16, 39, 99
バンパー外傷　142
反復経頭蓋磁気刺激　45
反復唾液嚥下テスト　63, 195, 204

ひ

左大腿骨頸部骨折　159, 172
左半側空間無視　18, 39, 84, 85
ヒッププロテクター　121, 159, 160
ヒト免疫不全ウイルス　56
表在感覚障害　91

ふ

フェノールブロック療法　47
複合筋活動電位　80
不顕性誤嚥　63
ブルンストロームステージ　18, 74, 141
ブレーン・マシーン・インターフェース　45
分離運動　77, 80

へ

平衡障害　28
閉塞性障害　177
変形性膝関節症　54, 133, 184

ほ

膀胱機能障害　56
歩行補助具　107, 108
ボツリヌス療法　47, 100, 101, 102, 103

ま

末梢神経障害　127
末梢性麻痺　74
麻痺対側性連合反応　75
慢性閉塞性肺疾患　57, 176

み

右延髄外側症候群　200

右半側空間無視　97
水飲みテスト　195

む

無酸素性作業閾値　181
無症候性脳梗塞　120
ムチランス変形　145

め

メタボリックシンドローム　181, 184

や

薬物療法　42, 133, 134

ゆ

有酸素運動　57, 69, 71, 131, 149, 180, 181, 184, 216

よ

腰椎圧迫骨折　152
腰痛　54, 129
腰部脊柱管狭窄症　77

れ

レジスタンス運動　180, 183
レジスタンストレーニング　20

ろ

ロコモティブシンドローム　54, 55, 70, 120
ロフストランド杖　146, 155

リハ医学のすすめ
─日常診療に役立つエッセンスとピットフォール

発　行──2013 年 11 月 16 日　第 1 版第 1 刷Ⓒ
著　者──川北慎一郎・影近謙治・八幡徹太郎
発行者──青山　智
発行所──株式会社三輪書店
　　　　〒 113-0033　東京都文京区本郷 6-17-9
　　　　　　　　　　本郷綱ビル
　　　　TEL　03-3816-7796
　　　　FAX　03-3816-8762
　　　　http://www.miwapubl.com
装　丁──柳川貴代
印刷所──三報社印刷株式会社

本書の無断複写・複製・転載は，著作権・出版権の侵害となることがありますのでご注意ください．
ISBN 978-4-89590-457-5　C3047

JCOPY ＜（社）出版者著作権管理機構　委託出版物＞
本書の無断複写は著作権法上での例外を除き禁じられています．複写される場合は，そのつど事前に，（社）出版者著作権管理機構（電話 03-3513-6969，FAX 03-3513-6979，e-mail：info@jcopy.or.jp）の許諾を得てください．

■障害者の自動車運転再開を支援する医療人のための指南書

脳卒中・脳外傷者のための自動車運転

監修 林 泰史・米本 恭三
編集 武原 格・一杉 正仁・渡邉 修

各種の疾病に基づく中枢神経障害のうち、脳卒中による片麻痺は頻度が多く、中でも高次脳機能障害は自動車運転の再開に大きな問題となる。障害者自身が再び運転したいと希望する場合、心身機能の正しい評価のもとに運転再開可能を決定し、障害者の安全な自動車生活を継続的に支援することは医療人の重要な使命といえる。ゆえに、障害と運転に興味を持って学び、障害の評価と運転の可否についての正しい知識と対応を身につけ、どのようにすれば障害者の希望が叶えられるかを考えることはすべての医療人に必要なことである。

本書では、障害者運転の現状から始まり、脳卒中・脳外傷の疫学、交通事故の実像、運転に求められる身体機能、薬剤と自動車運転、運転再開に際して求められる法的知識、自動車改造の知識、ドライビングシミュレーターによる運転評価、実際の病院における運転再開の取り組みなど、医療人が必要とする運転再開において、医療人が必要とする知識が網羅されている。

本書は長年にわたって診療と実務に携わり、豊富な研究をされてきた先生方に執筆をお願いした。日々障害者と真摯に対応しておられる皆様の座右の書として実務の一助になる一冊である。

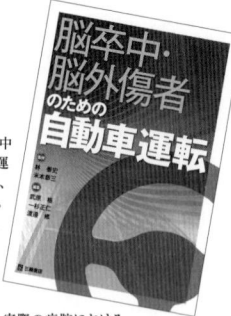

■主な内容■

第1章 現状とニーズ
社会的現状と問題点
臨床現場の現状と問題点
研究活動の現状
患者・医療関係者の現状とニーズ
患者が望む支援
医療関係者が知りたい情報

第2章 脳卒中・脳外傷の疫学
脳卒中
脳外傷

第3章 交通事故の実態
世界における交通事故の実態
わが国における交通事故の発生状況
自動車運転とその背景
交通事故と経済損失

第4章 運転に求められる身体機能
法令上の規定
身体機能障害と運転の実際

第5章 運転に求められる高次脳機能
症例提示
自動車運転の概念的モデルと関連する高次脳機能
運転が可能な高次脳機能障害者の安全運転のための配慮

第6章 運転に際して留意すべき疾患
運転中の体調変化が事故につながる
特に注意すべき疾患
事故予防を目的とした疾患管理の重要性

第7章 薬剤と自動車運転
薬剤の副作用と自動車の運転
代表的な薬剤と諸症状
市販薬について
添付文書と薬剤の選択
適切な服薬指導

第8章 運転再開に際して求められる法的知識
自動車運転と法律
自動車運転免許制度
障害と自動車運転免許
身体の障害と自動車運転免許
疾患と自動車運転免許
医学的見地にもとづく現行制度の問題点
今後の展望

第9章 運転再開に際し知っておきたい自動車改造の知識
歩み
装置の種類
装置の特徴
入手方法
選定
安全基準と責任
経済的な補助金

第10章 ドライビングシミュレーター（DS）による運転評価
ドライビングシミュレーター（DS）の普及
DSに関する法規
DSの利点について
DSによる操作結果の評価
脳損傷者の運転再開に向けたDSの応用

第11章 運転とニューロイメージ
機能的イメージング技術の基礎的理解
脳機能イメージング技術の自動車運転評価への応用
自動車運転能力評価に関するニューロイメージの課題

第12章 運転再開に向けた東京都リハビリテーション病院の取り組み
当院の取り組み
評価
個別介入
自動車教習所との連携
症例提示
まとめと今後の展望

第13章 諸外国の障害者運転事情
運転事故と背景となる医学的要因
障害者の運転再開に関する報告
運転適性に関して、DVLAが医療専門家に向けて示しているガイドライン

第14章 臨床における支援のあり方
法律の遵守
医学的問題の管理
身体・高次脳機能障害
ドライビングシミュレーター・教習所との連携
自動車改造

第15章 運転可否に関する臨床医の判断
医学的問題について

第16章 Case study
症例1：48歳，男性，右利き，診断名：脳挫傷
症例2：62歳，男性，右利き，独居，診断名：脳出血

第17章 Q&A

●定価（本体3,400円+税） B5 頁168 2013年 ISBN 978-4-89590-442-1

お求めの三輪書店の出版物が小売書店にない場合は、その書店にご注文ください。お急ぎの場合は直接小社に．

〒113-0033
東京都文京区本郷6-17-9 本郷綱ビル

三輪書店

編集 ☎03-3816-7796 FAX 03-3816-7756
販売 ☎03-6801-8357 FAX 03-3816-8762
ホームページ：http://www.miwapubl.com